Verträglichkeit und Wechselwirkungen

So wirken Arzneien am besten

Mit Medikamenten auf Reisen

Verein für Konsumenteninformation (Hrsg.)
Elisabeth Tschachler

Medikamente richtig anwenden

Impressum

Herausgeber
Verein für Konsumenteninformation (VKI)
Mariahilfer Straße 81, A-1060 Wien
ZVR-Zahl 389759993
Tel. 01 588 77-0, Fax 01 588 77-73, E-Mail: konsument@vki.at
www.konsument.at

Geschäftsführung
Ing. Franz Floss
Dr. Josef Kubitschek

Autorin
Elisabeth Tschachler

Autorin Vorauflage
Mag. pharm. Dr. Isabelle Gazar

Lektorat
Doris Vajasdi

Produktion
Günter Hoy
Ing. Ursula Romstorfer

Foto Umschlag
iStockphoto/ianmcdonnell

Stand
Juni 2014

Druck
Holzhausen Druck GmbH, 1140 Wien

Bestellungen
KONSUMENT Kundenservice
Mariahilfer Straße 81, A-1060 Wien
Tel. 01 588 774, Fax 01 588 77-72
E-Mail: kundenservice@konsument.at

Bibliografische Information der Deutschen Nationalbibliothek
Die Deutsche Nationalbibliothek verzeichnet diese Publikation in der
Deutschen Nationalbibliografie; detaillierte bibliografische Daten
sind im Internet über http://dnb.d-nb.de abrufbar.

Verein für
Konsumenteninformation
ISBN 978-3-99013-035-3

€ 14,90

Mehr als 14.000 Arzneispezialitäten sind in Österreich derzeit auf dem Markt. Ungefähr 16 Prozent der öffentlichen Gesundheitsausgaben entfallen auf Arzneimittel. Rund 1.000 Einzeldosen (das kann eine Tablette sein, ein Messbecher oder eine gewisse Zahl von Tropfen eines Medikaments) werden jährlich pro Kopf abgegeben. Ob sie auch tatsächlich genommen werden, steht allerdings auf einem anderen Blatt. Denn allein nach Lektüre der Gebrauchsinformation wirft jeder siebente Patient das Arzneimittel lieber weg.

Warum ist das so? Verwirrende Dosierungsangaben, abschreckende mögliche Nebenwirkungen und unvollständige Erläuterungen des behandelnden Arztes lösen bei vielen Menschen Verunsicherung aus. Dazu kommen Arzneimittelskandale, im Zuge derer klar wird, dass trotz strenger Zulassungsbestimmungen längst nicht alle Wirkungen und vor allem nicht alle Risiken eines Medikaments bekannt sind, wenn es auf den Markt kommt.

Unter dem Titel „Medikamente richtig einnehmen" erschien der Vorläufer dieses Buches im Jahr 2008 zum ersten Mal. Seither hat sich auf dem Arzneimittelsektor viel getan. Der Verein für Konsumenteninformation hat sich deshalb entschlossen, das Buch komplett zu überarbeiten und zu ergänzen. Gerade wenn es um Medikamente geht, ist der neueste Stand der Wissenschaft eine unverzichtbare Information. Vor allem die Abschnitte über die Entwicklung von Medikamenten, über Zulassung, Vermarktung und Arzneimittelsicherheit sind nicht nur erweitert, sondern in vielen Teilen ganz neu.

Denn ein Medikament richtig anzuwenden ist das eine. Das andere ist, zu wissen, welche Industrie dahintersteckt und was man als Patient selbst zur eigenen Sicherheit und zur erfolgreichen medikamentösen Therapie beitragen kann.

Elisabeth Tschachler

Inhalt

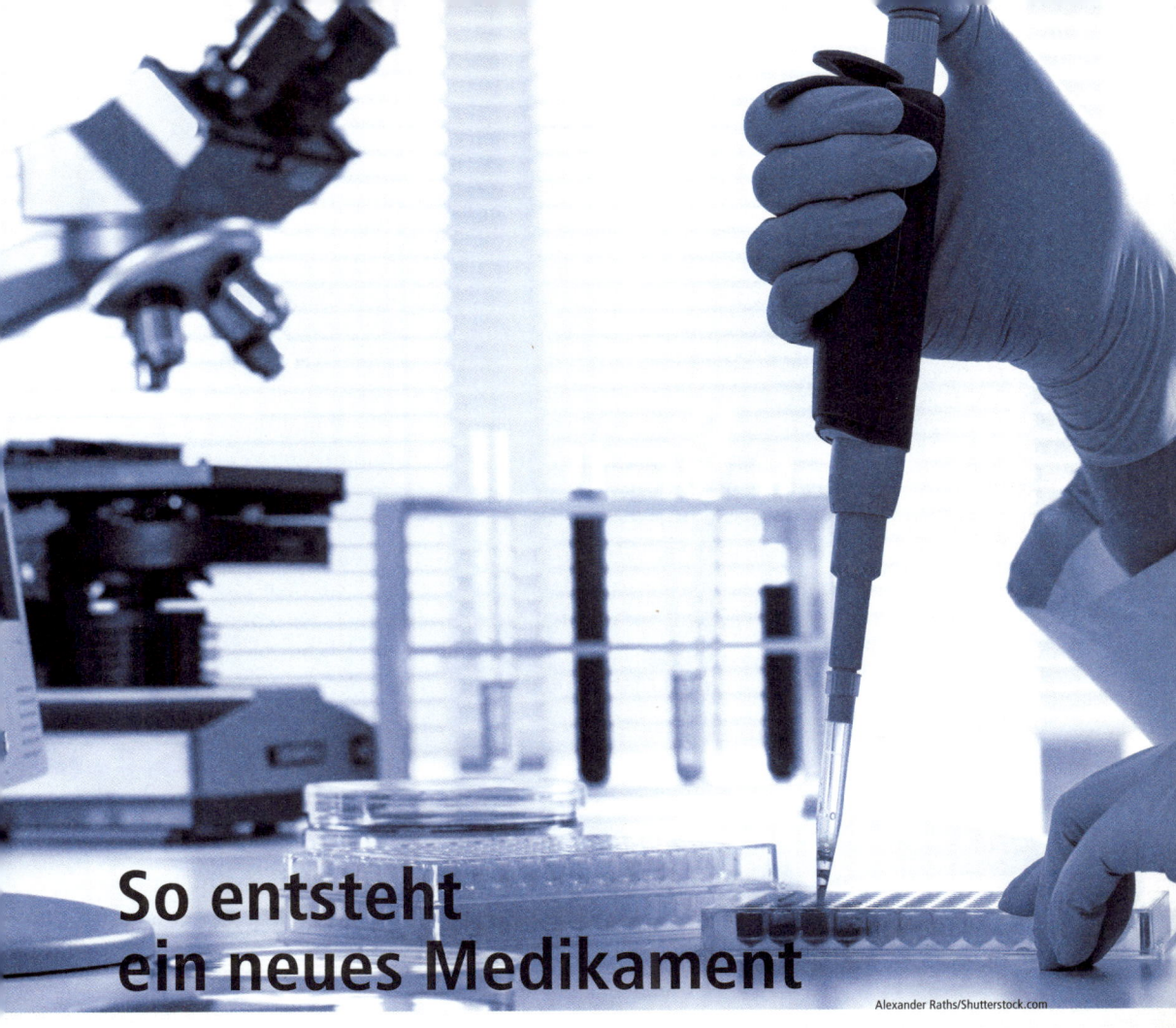

So entsteht
ein neues Medikament

Der Weg von der ersten Idee bis zum marktreifen Arzneimittel
ist weit und mit hohen Kosten verbunden. Nicht immer sind
zum Zeitpunkt der Zulassung schon alle Wirkungen und
möglichen Nebenwirkungen bekannt.

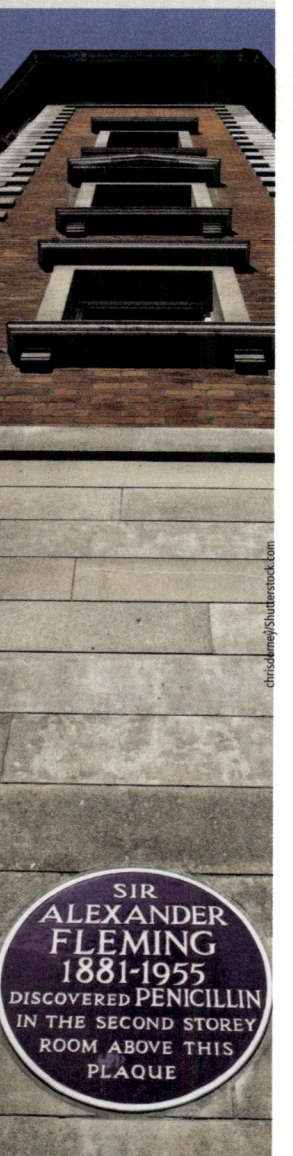

christdemey/Shutterstock.com

Es war einer dieser Zufälle, die oft am Beginn großer Entdeckungen stehen. Der schottische Mediziner Alexander Fleming war schon weit in seinen Vierzigern, als er eines Tages im Jahr 1928 etwas bemerkte: In einer Petrischale mit Staphylokokken hatte sich Schimmelpilz gebildet. Das kommt vor, wenn die Bakterienkulturen nicht gut gepflegt sind. Doch erstaunlich für Fleming war, dass sich unter dem Schimmelpilz keine Bakterien mehr befanden. Fleming brachte andere Bazillen in Kontakt mit dem Schimmelpilz. Auch sie verendeten. Der Name des Schimmelpilzes war Penicillium notatum. Alexander Fleming nannte den von ihm entdeckten Wirkstoff, der in der Folge Millionen Menschen das Leben rettete und noch immer rettet, Penicillin.

Nicht immer ist die Wirkung einer Substanz so eindeutig. Und auch bei Penicillin dauerte es noch 13 Jahre, bis es erstmals an Menschen erprobt wurde. So viel Zeit liegt auch heute durchschnittlich zwischen dem Zeitpunkt der Erkenntnis, dass ein Wirkstoff bei einer bestimmten Krankheit helfen kann, und der Marktreife des entsprechenden Medikaments.

Chemie oder nicht Chemie

Arzneimittelforschung findet heute in den Labors der Pharmaunternehmen, in Forschungszentren, Biotech-Firmen oder universitären Einrichtungen statt, oft auch in Kooperationen. Obwohl die Aufwendungen für Forschung und Entwicklung im Arzneimittelbereich in Europa seit 1990 um mehr als das Dreifache gestiegen sind, werden doch immer weniger ganz neue Substanzen entdeckt. Waren es in den Jahren 1993 bis 1997 weltweit noch 223 neue Wirkstoffe, so hat sich deren Anzahl in den Jahren 2008 bis 2013 auf 163 reduziert (▶ Tabelle Seite 12).

Dabei muss zwischen Grundlagenforschung und angewandter oder produktorientierter Forschung unterschieden werden. Die Grundlagenforschung, die meist öffentlich finanziert ist, versucht mithilfe der Molekularbiologie und Biochemie Krankheitsprozesse zu ergründen. Da wird Neues ausprobiert und zuweilen verrückt scheinenden Ideen nachgegangen. So hat die Erforschung von Würmern, Fruchtfliegen und Hefepilzen viel zum heutigen Wissen über die Entstehung von Krankheiten beigetragen. Denn anhand dieser Modellorganismen konnten wertvolle Erkenntnisse über molekulare Vorgänge in Zellen gewonnen werden. Gut 95 Prozent der Innovationen werden außerhalb der großen Pharmafirmen entwickelt. Mindestens fünf Jahre dauert es für gewöhnlich, bis sich Erkenntnisse aus der Grundlagenforschung in der Arzneimittelentwicklung niederschlagen, schätzt Richard Bergström, Generaldirektor der European Federation of Pharmaceutical Industries and Associations EFPIA (Karberg 2012).

Öffentlich und privat finanzierte Forschung

In der produktorientierten Forschung werden Zigtausende chemische Verbindungen gezielt daraufhin getestet, ob sie auf ein bestimmtes Zielmolekül einwirken, das als verantwortlich für die Entstehung einer Krankheit identifiziert wurde. Das ist ein aufwendiges und langwieriges Unterfangen. Zwar machen chemische Arzneimittel immer noch den Großteil der derzeit auf dem Markt befindlichen Medikamente aus. Doch im Vergleich zu den 1980er- oder 1990er-Jahren sind heute bedeutend weniger synthetisch hergestellte Wirkstoffe mit Aussicht auf Vermarktung in der sogenannten Pipeline der großen Pharmakonzerne. Das hat einige dazu bewogen, ihre Forschungsbudgets zu kürzen.

Gedämpfte Euphorie

Seit gut 30 Jahren ist es mithilfe der sogenannten Gentechnik möglich, Eiweißstoffe in Zellkulturen biologisch herzustellen, die ebenfalls gegen Zielmoleküle im Körper eingesetzt werden. Biologika oder Biopharmazeutika werden diese Substanzen genannt, und sie werden in verschiedene Klassen eingeteilt, monoklonale Antikörper, Immunmodulatoren, Enzyme oder Hormone. Schon länger werden auch Impfstoffe auf diese Weise hergestellt. Wie jede Neuerung galten sie zu Anfang als Zukunftshoffnung – vor allem in der Therapie von chronisch-entzündlichen Erkrankungen wie Rheuma oder bei Krebs. Derzeit sind fünf der zehn weltweit meistverkauften Medikamente Biologika, und Brancheninsider schätzen, dass es 2016 bereits acht von zehn sein werden (Kaiser 2012).

Neuer Therapieansatz

Doch mittlerweile ist die Euphorie etwas gedämpft. So gut die biologisch genannten Arzneimittel wirken mögen – Allheilmittel sind sie keines. Zudem können manche davon starke Nebenwirkungen verur-

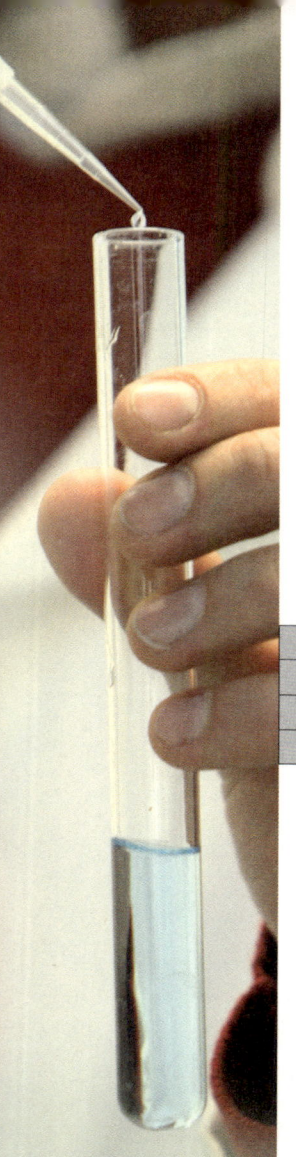

sachen. Biologika, die am Entzündungsgeschehen ansetzen, wirken hemmend auf die gesamte Immunabwehr. Krankheitserregende Keime haben dann leichteres Spiel, es kann zu mitunter schweren und sogar lebensbedrohlichen Infektionen kommen. Ein Biologikum gegen Schuppenflechte (Psoriasis) musste deshalb bereits vom Markt genommen werden. Und schließlich sind auch die Preise dieser Medikamente im Vergleich zu chemischen Mitteln extrem hoch. So hat der Pharmakonzern Roche mit dem gegen verschiedene Krebsarten eingesetzten Biologikum Bevacizumab allein im Jahr 2011 einen Umsatz von 4,4 Milliarden Euro erzielt (Karberg 2012). Das mag zwar den Produzenten freuen, für die öffentlichen Gesundheitssysteme ist es jedoch eine arge Belastung.

Arzneimittelinnovationen weltweit

1993 – 1997	223
1998 – 2002	178
2003 – 2007	144
2008 – 2012	163

Quelle: Girardi et al. (2014)

Prüfung im Reagenzglas

Ist ein möglicher Wirkstoff gefunden, muss er weiterentwickelt und vielfachen Tests unterzogen werden. Damit kein Konkurrenzunternehmen schneller ist und den Wirkstoff zuerst auf den Markt bringt, wird ein Patent angemeldet (▶ Seite 32). Die Erfolgswahrscheinlichkeit, dass aus einer Idee oder ersten Erkenntnis tatsächlich ein Medikament wird, ist allerdings äußerst gering. Tausende Wirkstoffe erweisen sich während der verschiedenen Entwicklungsetappen als zu wenig wirksam, zu nebenwirkungsreich bzw. gar als schädlich oder aber einfach als zu teuer in der Herstellung.

Nach den Tests im Reagenzglas werden bis zu diesem Zeitpunkt vielversprechende Substanzen in Tiermodellen geprüft. Manchmal genügen dazu Zellkulturen, meist sind jedoch Tierversuche notwendig. Erprobt werden müssen chemische, biophysikalische, physiologische Eigen-

BilderBox.com

schaften, aber auch, ob die Substanz giftige, krebserregende oder das Erbgut schädigende Wirkungen hat. Diese Prüfungen können bis zu zehn Jahre dauern, und von 10.000 Molekülen gelangen höchsten 250 zur nächsten Stufe, der sogenannten klinischen Prüfung an Menschen, und nur ein einziges bis zur Marktreife.

Die Entwicklungskosten eines einzigen Medikaments werden von der pharmazeutischen Industrie mit rund 1,5 Milliarden Euro angegeben. Allerdings wird nicht definiert, welche Tätigkeiten genau unter „Forschung und Entwicklung" zu verstehen sind. „In vielen Fällen dürfte es sich dabei in Wirklichkeit um Marketing handeln, das aber als F&E bezeichnet wird, weil sich ein großer Etat für Forschung und Entwicklung viel besser macht als ein großer Marketingetat", sagt Marcia Angell, langjährige Chefredakteurin des „New England Journal of Medicine", einer der einflussreichsten Wissenschaftzeitschriften der Welt (Angell 2005). Auch sind allein die Ausgaben noch kein Garant für Erfolg: Im Jahr 2011 wurden von allen Pharmafirmen gemeinsam 60 Milliarden US-Dollar für die Forschung an und Entwicklung von Arzneimitteln ausgegeben; lediglich 20 Arzneimittel bewährten sich tatsächlich im klinischen Einsatz (Richman 2011).

Hohe Entwicklungs- und Vermarktungskosten

Prüfung in der Klinik

Die Prüfungen an Menschen finden im Rahmen von klinischen Studien an großen Krankenhäusern bzw. Universitätskliniken statt. Im EU-Schnitt werden etwa 60 Prozent dieser Studien von der Pharmaindustrie durchgeführt bzw. finanziert, der Rest von öffentlich finanzierten akademischen Wissenschaftlern. In Österreich liegt dieses Verhältnis bei 72 zu 28 (Girardi et al. 2014).

Solche Studien laufen nach einem genau definierten Prozedere ab. Ethikkommissionen – zusammengesetzt aus Ärzten, Naturwissenschaftlern, Rechtsexperten, Philosophen, Theologen und immer öfter auch Patientenvertretern – sehen das Studiendesign hinsichtlich rechtlicher und ethischer Aspekte durch. Versuchspersonen, aber auch die Ärzte, die die Studie durchführen, sollen dadurch vor ethisch nicht vertretbaren

Arzneimitteltests an Menschen

und rechtlich nicht zulässigen Handlungen geschützt werden. Auch das Bundesamt für Sicherheit im Gesundheitswesen muss die Studie genehmigen. Dafür sind nach internationalen Standards möglichst ausführliche Ergebnisse der bisherigen Tests, Angaben über die Herstellung und über die garantierte, gleichbleibende Qualität des Studienpräparats einzureichen. Die Studienteilnehmer unterzeichnen eine Einverständniserklärung (► Seite 17).

Studien mit Kontrollgruppe

Während der klinischen Prüfung werden die teilnehmenden Patienten regelmäßig untersucht und nach Wirksamkeit und möglichen unerwünschten Wirkungen befragt. Manchmal werden solche Untersuchungen auch noch nach Ende des Studienzeitraumes weitergeführt. Die meisten Studien erfolgen doppelblind und mit einer Kontrollgruppe. Das bedeutet, die Patienten, die für die Studie rekrutiert werden konnten, werden nach dem Zufallsprinzip (randomisiert) in zwei gleich große Gruppen eingeteilt: Die Versuchsgruppe bekommt das zu testende Medikament; die Kontrollgruppe bekommt eine wirkungslose Zuckerpille (Placebo, ► Seite 113) oder die Standardtherapie. Weder die Studienteilnehmer noch die Prüfärzte wissen, welche Gruppe was erhält. Protokolliert werden die Präparate mittels Codes. So soll verhindert werden, dass die Ergebnisse aufgrund von Wunschdenken oder anderer Beeinflussung verzerrt werden. Erst nach Abschluss der Studie erfahren Ärzte und Patienten, welche Substanz verwendet wurde. Allerdings hat sich gezeigt, dass sich allein schon die Teilnahme an einer klinischen Studie positiv auf den Gesundheitszustand der Versuchspersonen auswirkt. Patienten in klinischen Studien werden meist sehr intensiv und individuell betreut und die Ärzte in Studienzentren verfügen über große Erfahrung in der Behandlung (Moritz 2009).

Probanden werden intensiv betreut

Schließlich werden die Daten analysiert, ausgewertet und im Idealfall veröffentlicht. Dieser Idealfall tritt jedoch bisher bei weniger als der Hälfte aller Studien ein. Das mag auf den ersten Blick nebensächlich erscheinen, hat jedoch weitreichende Konsequenzen – vor allem für die Patientensicherheit. Denn wie sich in den letzten Jahren herausgestellt hat, finden fast nur positive Studienergebnisse den Weg in die internationalen Fachjournale. Das kann dazu führen, dass die Wirksamkeit eines Medikaments überschätzt wird und Nebenwirkungen unterschätzt werden. Das bedeutet, dass die wahren Risiken unbekannt bleiben und

Die Etappen der klinischen Arzneimittelprüfung

Hat eine vielversprechende Substanz alle Tests inklusive Tierversuche bestanden, folgen vier Phasen der klinischen Prüfung, bei der Daten erhoben, verglichen und ausgewertet werden:

- **Phase I.** In dieser Phase wird der Wirkstoff erstmals an Menschen erprobt. Die Studien werden über einige Wochen bis Monate mit bis zu 80 Gesunden durchgeführt und sollen die Verträglichkeit und Sicherheit, die Aufnahme im Blut und den Abbau im Körper sowie die Wirkung der Substanz überprüfen. Die Patienten werden intensiv überwacht, damit die Behandlung bei inakzeptablen Nebenwirkungen sofort abgebrochen werden kann.
- **Phase II.** An bis zu 100 Patienten wird einige Monate lang untersucht, welche Dosis des Wirkstoffs den gewünschten Effekt auf die Krankheit erzielt. In dieser Phase will man vor allem Erkenntnisse über Wirksamkeit, Unbedenklichkeit und die Dosis-Wirkungs-Beziehung gewinnen. Auch in Studien der Phase II werden die Patienten aufmerksam überwacht. Die Behandlung wird sofort abgebrochen, wenn die Nebenwirkungen nicht mehr akzeptabel sind oder eine Gefährdung eines Studienteilnehmers besteht.
- **Phase III.** In dieser Phase erproben bis zu 10.000 Personen – meist gleichzeitig in verschiedenen Ländern – die Langzeitwirkung und -verträglichkeit der Substanz. Zudem wird die Wirksamkeit im Vergleich zu anderen Medikamenten für dasselbe Leiden getestet. Diese Daten werden benötigt, um einen Antrag auf Zulassung zu stellen.
- **Phase IV.** Auch wenn das Medikament bereits auf dem Markt erhältlich ist, werden Daten über Wirkung und Nebenwirkungen weiterhin anhand von Studien erhoben. Dabei kann sich herausstellen, dass das Arzneimittel neben den bereits bekannten Wirkungen auch andere positive hat, für die es in weiterer Folge – nach Zulassungserweiterung – ebenso eingesetzt werden kann. Es können aber auch bei Langzeiteinnahme bzw. bei der Verabreichung an viele Menschen bis dahin unentdeckte schwerwiegende Neben-wirkungen auftreten, die es notwendig machen, den Vertrieb einzustellen.

So genannte Nichtinterventionelle Studien (NIS) untersuchen eine bereits zugelassene Arzneispezialität, die genau so angewendet wird, wie es im Beipacktext steht. Meist erfolgt das in Form einer sogenannten Anwendungsbeobachtung. Das bedeutet, dass niederge-lassene Ärzte Daten der Patienten sammeln, denen sie das Medikament verordnet haben, und sie gegen Honorar an die Herstellerfirma liefern. Es gibt dabei nicht wie in klinischen Studien genaue Vorgaben, ein Studienprotokoll oder eine Vergleichsgruppe. Der Arzt alleine entscheidet darüber, wie und mit welchem Patienten er die Therapie durchführt. Da es in der Vergangenheit vorgekommen ist, dass Patienten nicht darüber informiert wurden, dass sie an einer Anwendungsbeobachtung teilnehmen, erließ der Gesundheitsminister 2010 eine Verordnung. Sie besagt, dass diese Art von Studien beim Bundesamt für Sicherheit im Gesundheitswesen angemeldet, die Patienten über ihre Teilnahme aufgeklärt werden müssen und dass der Hauptverband der Sozialversicherungsträger Einblick in die Daten nehmen kann (Hauptverband der Sozialversicherungsträger 2010).

Tests unnötigerweise wiederholt werden. Zudem haben viele Studien-autoren finanzielle Bindungen an die Herstellerfirmen, was ihre Objektivität in der Datenauswertung trüben kann.

Unveröffentlichte Daten

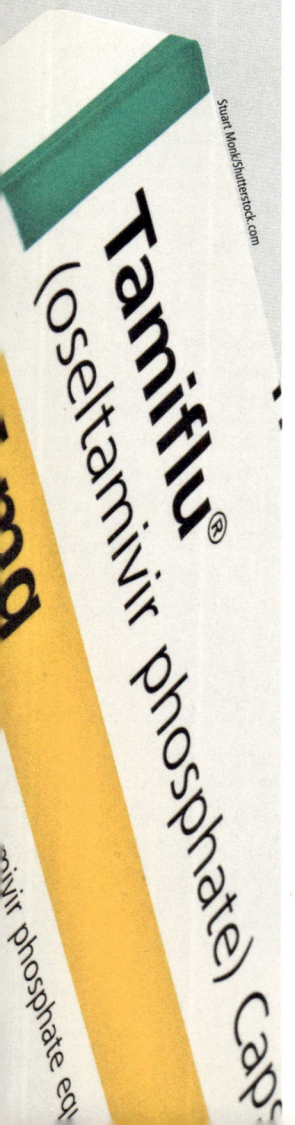

Stuart Monk/Shutterstock.com

Eines der bekanntesten Beispiele für unveröffentlichte Daten ist das Grippemittel Tamiflu®. Der Arzneistoff wurde 2002 in der Europäischen Union zur Verhinderung der Ansteckung und zur Behandlung der echten Grippe (Influenza) zugelassen. Berichte über Vogel- und Schweinegrippe beförderten die Verkaufszahlen – weltweit wurden Milliarden an öffentlichen und privaten Geldern ausgegeben, um das eifrig beworbene Mittel einzukaufen und es in Lagerhallen von Gesundheitsministerien, Sozialversicherungen, Sanitätsdirektionen, in Apotheken, Arztpraxen und Haushalten zu horten. Erste Zweifel an der Wirksamkeit wurden laut. Jahrelang ersuchten Wissenschaftler den Hersteller Roche vergeblich, Einsicht in die Daten nehmen zu können. Erst im Jahr 2013 willigte das Pharmaunternehmen schließlich ein, die Unterlagen zur Verfügung zu stellen. Der Abschlussbericht der Wissenschaftler, die weit über 150.000 Seiten Material durchforschten, wurde Mitte April 2014 von der Cochrane Collaboration, einem internationalen Zusammenschluss von Wissenschaftlern, veröffentlicht. Mit dem 559-Seiten-Bericht ist klar: Tamiflu® wirkt schwächer als bisher angenommen. Es verringert Grippesymptome höchstens um weniger als einen Tag (Jefferson et al. 2014).

Ein anderes, tragisches Beispiel ist das Schmerzmedikament Vioxx®. Es war Anfang der 2000er-Jahre ein Blockbuster. Doch 2004 musste das Mittel vom Markt genommen werden. Zahlreiche schwerwiegende Nebenwirkungen waren aufgetreten, Patienten waren verstorben. Im Nachhinein stellte sich heraus, dass der Hersteller MSD aufgrund von – unveröffentlicht gebliebenen – Studiendaten bereits in den 1990er-Jahren von den Risiken des Medikaments gewusst hatte.

Kritische Wissenschaftler haben sich deshalb zu verschiedenen Transparenz-Initiativen zusammengeschlossen. Eine davon ist AllTrials („Alle Studien"). Inhalt und Ziel der Kampagne ist, dass sämtliche Daten und Informationen aus klinischen Studien zu Arzneimitteln und Medizinprodukten offengelegt und für unabhängige Analysen zur Verfügung gestellt werden. Initiator ist der britische Arzt und Buchautor Ben Goldacre, der selbst überrascht war, dass seine Initiative innerhalb weniger Monate von 56.000 Menschen auf der ganzen Welt unterzeichnet wurde. Die Europäische Zulassungsbehörde EMA reagierte rasch: Seit Anfang 2014 werden jene Daten, die im Rahmen des Zulassungsprozesses (▶ Seite 24) von der Herstellerfirma an die Behörde geliefert werden müssen, Wissenschaftlern zugänglich gemacht. Auch einige Pharmafirmen haben sich der Initiative angeschlossen (Wild 2013). Anfang April 2014 hat das Europäische Parlament eine neue EU-Verordnung zu Arzneimittel-tests verabschiedet. Demnach müssen sämtliche Studienergebnisse, egal ob positiv oder negativ, der Öffentlichkeit zugänglich gemacht werden. Ausgenommen sind persönliche Daten der Studienteilnehmer und Be-triebsgeheimnisse. Dadurch wird es möglich gemacht, dass unabhängige Wissenschaftler die Wirkung und eventuelle Risiken eines Medikaments bewerten können (Ahr und Hawranek 2014).

Studienergebnisse müssen zugänglich gemacht werden

An einer Studie teilnehmen

Grundsätzlich kann jeder als Versuchsperson an klinischen Studien teil-nehmen. Allerdings gibt es bei vielen Studien Einschlusskriterien (das heißt, es sind bestimmte Eigenschaften notwendig) bzw. Ausschlusskri-terien (das bedeutet, bestimmte Eigenschaften dürfen nicht vorkommen). Das kann das Alter sein oder Übergewicht oder auch Gewohnheiten wie Rauchen. Auch die Art und der Fortschritt einer Erkrankung, bisherige The-rapien und ihr Erfolg oder Misserfolg sowie andere medizinische Fakten sind ausschlaggebend dafür, ob jemand an einer Studie teilnehmen kann. Bei besonders schwerwiegenden Erkrankungen wie Krebs werden auch Patienten eingeschlossen, die von den etablierten Therapien nicht mehr profitieren, für die der neue Wirkstoff aber von Nutzen sein könnte.

Auswahl der Studienteilnehmer

   Vor der endgültigen Entscheidung über die Teilnahme wird der Pro-band bzw. Patient über die wichtigsten Fakten genau informiert. Erst nach einem Aufklärungsgespräch, bei dem die Studie erläutert wird und alle Fragen, die der potenzielle Teilnehmer hat, beantwortet werden müssen, wird eine Einverständniserklärung unterschrieben. Fachleute sprechen in

diesem Zusammenhang von „informed consent". In dieser Einverständniserklärung sind sämtliche Details wie das Ziel der Studie, die Dauer,
Risiken, notwendige Maßnahmen und Kontaktinformationen angeführt.
Trotzdem handelt es sich dabei nicht um einen bindenden Vertrag. Jeder
Studienteilnehmer kann jederzeit aus der Studie aussteigen. Gegen ge-
sundheitliche Schäden, die aus der Teilnahme erwachsen, muss die Testperson versichert werden.

Vorteile einer Studienteilnahme:

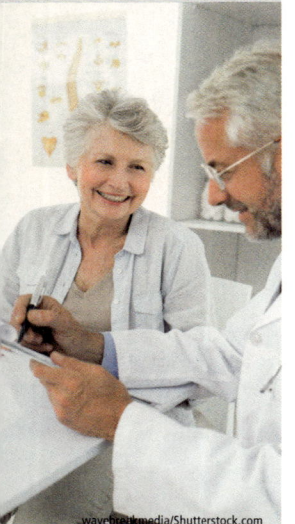

- Zugang zu neuen Behandlungen
- gründliche medizinische Überwachung, Untersuchung
  und Betreuung
- Mitwirkung bei der Entwicklung neuer Therapien

Nachteile einer Studienteilnahme:

- die neue Behandlung kann weniger wirksam sein als die
  übliche oder gar keine Wirkung haben
- manche Nebenwirkungen sind nicht vorhersehbar
- man erhält möglicherweise das Scheinmedikament
- man muss regelmäßig Termine wahrnehmen (ÄZQ 2014)

wavebreakmedia/Shutterstock.com

Der kleine Unterschied

Immer wieder kritisiert wird, dass vor allem in frühen Phasen klinischer
Arzneimitteltests (▶ Kasten Seite 15) hauptsächlich Männer um die
30 eingeschlossen werden, was die Ergebnisse bzw. die Schlüsse, die
daraus gezogen werden, verfälschen kann. Denn etliche Medikamente
erzielen bei Männern und Frauen unterschiedliche Wirkungen. Das ist
unter anderem durch unterschiedlichen Körperbau und einen anderen
Stoffwechsel begründet.

Der Mann, das Maß aller Dinge

Dass Männer das gefragtere Studienobjekt sind, hat verschiedene
Gründe. Erstens galt der Mann in der Medizin wie im täglichen Leben
lange Zeit als das das Maß aller Dinge. Und Anfang der 1960er-Jahre
erschütterte der bisher größte Arzneimittelskandal Europa. Bereits 1958

waren immer mehr Babys mit Fehlbildungen der Gliedmaßen geboren worden. Ihnen fehlten Arme oder Beine, Hände und Füße waren unmittelbar am Rumpf angewachsen, zuweilen waren auch innere Organe betroffen. Erst nach und nach kam die Wahrheit ans Licht. Das Schlaf- und Beruhigungsmittel Contergan hatte die ungeborenen Kinder von Frauen geschädigt, die dieses in Deutschland sogar rezeptfrei erhältliche Mittel in den ersten drei Monaten der Schwangerschaft genommen hatten. Schon eine einzige Tablette hatte genügt. Zwar hatte der Wirkstoff Thalidomid in Tierversuchen keinerlei Schädigungen verursacht, doch bereits während der klinischen Testphase in den USA waren Kinder mit Behinderungen auf die Welt gekommen, weshalb das Medikament in Amerika auch nicht zugelassen worden war.

Der Contergan-Skandal

Der Skandal hatte für den Hersteller zwar keine strafrechtlichen Folgen, doch die Zulassungsbestimmungen für Medikamente wurden verschärft. Und es wurde die – bis zu diesem Zeitpunkt relativ geringe – Teilnahme von Frauen im gebärfähigen Alter an Arzneimittelstudien überdacht. Plötzlich waren erbschädigende Wirkungen ein Thema, um das sich vor dem Contergan-Skandal niemand so recht gekümmert hatte. Die Angst vor Regressansprüchen führte fortan zu extremer Vorsicht. Denn während einer klinischen Studie, die sich meist über längere Zeit hinzieht, könnten teilnehmende Frauen schwanger werden, ohne dass sie es gleich bemerken. Und der zu testende Wirkstoff könnte sich nachteilig auf den Embryo auswirken. Zudem müssen die Hersteller der Medikamente, die die Studien durchführen, für teilnehmende Frauen höhere Versicherungsprämien zahlen.

Frauen als Studienteilnehmer

Die Konsequenz dieser Überlegungen war, dass Männer umso mehr als das Maß aller Arzneimittelwirkungen hergenommen und im medizinischen Alltag die Dosierungen der Medikamente einfach an die geringere Körpergröße der Frauen angepasst wurden. Dieser Entschluss, Frauen aus Studien zur Arzneimittelsicherheit und -verträglichkeit nahezu völlig auszuschließen, ist zwar nachvollziehbar, aber aus zwei Gründen wenig sinnvoll. Einerseits bürdet das den Männern eine ziemlich schwere Last auf. Schließlich nehmen Probanden trotz aller Absicherungen Risiken in Kauf, und auch die Qualität der Spermien kann durch Medikamente beeinflusst werden. Andererseits zeigen sich dadurch erst recht wieder besondere Wirkungen oder Nebenwirkungen bei Frauen erst dann, wenn

Ethisches Dilemma

das Mittel bereits knapp vor der Zulassung oder überhaupt schon auf dem Markt ist. „Wenn man Frauen erst in späteren Phasen der Arzneimittelentwicklung aufnimmt, wo sie wesentlich weniger kontrolliert und beobachtet werden, dann ist das nur ein Verschieben der Problematik und nicht ein Lösen", sagt die Vorsitzende der Bioethikkommission beim Bundeskanzleramt Österreich, Christiane Druml. Seit zehn Jahren werden Frauen zwar immer häufiger auch als Probandinnen in Studien aufgenommen, doch Unterschiede in der Wirkung und im Risiko unerwünschter Wirkungen bei Männern und Frauen werden nach wie vor nur selten miteinander verglichen. Freilich ist die geschlechtsspezifische Auswertung von Arzneimittelwirkungen bei Frauen aufgrund der schwankenden Hormonwerte besonders schwierig. So müsste gleichzeitig mit den Aufzeichnungen über Verträglichkeit, Wirkung und Nebenwirkungen auch erhoben werden, in welchem Abschnitt des Zyklus sich die weibliche Testperson befindet. Das macht die Sache nicht nur kompliziert, sondern auch teuer.

Die Unterschiede werden selten beschrieben

Kinder sind keine kleinen Erwachsenen

Ähnliche Probleme gibt es auch bei Kindermedikamenten. Zum einen gibt es ethische Bedenken, Arzneimitteltests an Kindern durchzuführen, und die Rekrutierung kleiner Probanden ist extrem schwierig: Welche Eltern wollen ihre Kinder schon als Testpersonen sehen? Außerdem sind Kinder keine kleinen Erwachsenen. Mittel, die bei Erwachsenen eine gewisse Wirkung erzielen, Kindern einfach in geringerer Dosierung zu verabreichen, kann gefährliche Nebenwirkungen verursachen. Das liegt daran, dass der Körper eines Kindes einen geringeren Fettanteil hat als der von Erwachsenen, Organsysteme wie Nieren oder Leber teilweise anders arbeiten – ganz abgesehen von den Auswirkungen auf noch nicht voll entwickelte Organsysteme, etwa auf das Knochenwachstum. Auch kann die Wirkung verschiedener Substanzen verringert sein, zumal der Stoffwechsel bei Kindern schneller abläuft als bei Erwachsenen. Und der Organismus von Neugeborenen ist nicht mit dem eines Kindes oder eines Jugendlichen und schon gar nicht mit dem eines Erwachsenen vergleichbar.

Tatsache ist jedoch, dass für die Zulassung von Arzneimitteln bis vor wenigen Jahren die Erprobung an Kindern nicht zwingend vorgeschrieben war. Das führt dazu, dass es bei bis zu 80 Prozent der Medikamente, die Kindern verabreicht werden, keine Studien darüber gibt, wie sie bei Kindern wirken (Rohrmoser 2012). Sie werden, wie es in der Fachsprache heißt, „off label" angewendet, also außerhalb der Verwendung, für die sie zugelassen sind. In solchen Fällen muss die Aufklärung der Patienten bzw. bei Kindern auch die ihrer Eltern über Wirkung und mögliche unerwünschte Wirkungen besonders sorgfältig sein. Ärzte, die die Mittel verordnen, setzen sich zudem einem erhöhten juristischen Risiko aus, denn im Fall von Zwischenfällen haftet bei einem Off-Label-Use der Arzt und nicht der Hersteller (▸ Kasten Seite 26). Studien haben gezeigt, dass die Gefährdung von Kindern durch unerwünschte Arzneimittelreaktionen beim Off-Label-Use etwa doppelt so hoch ist wie beim Einsatz zugelassener Arzneimittel. EU-weit existieren derzeit rund 1.000 Substanzen, die ohne ausreichende Zulassung bei Kindern eingesetzt werden.

Nur wenige Medikamente sind an Kindern geprüft

Seit Jänner 2007 ist die Kinderarzneimittel-Verordnung EU-weit in Kraft. Sie besagt, dass Arzneimittel, für die ab 1. Jänner 2009 um Zulassung angesucht wird, auch für Kinder geprüft und zugelassen werden müssen. Ändert sich bei einem bereits auf dem Markt befindlichen Arzneimittel, das noch keine Kinderzulassung hat, etwas (z.B. die Darreichungsform, die Indikation oder die Zusammensetzung), muss das Pharmaunternehmen nunmehr Studien an Kindern durchführen. Als Bonus für die Pharmafirmen wird der Patentschutz für auch an Kindern untersuchte Arzneimittel um sechs Monate verlängert. Außerdem wurde eine Prioritätenliste jener Wirkstoffe erstellt, die verstärkt beforscht werden sollen. Darunter fallen kardiologische Präparate, Blutdruckmittel, in der Intensivtherapie gängige Medikamente sowie Antidepressiva und -psychotika (AGES 2010).

Seit März 2013 besteht in Österreich das Forschungsnetzwerk für Kinderarzneimittel OKIDS. Es wurde im Rahmen der Kindergesundheitsstrategie des Gesundheitsministeriums gegründet. Die Institution soll einerseits die österreichische klinische Forschung auf dem Gebiet der Kindermedikamente mit internationalen Partnern vernetzen, andererseits ist sie auch als Servicestelle für universitäre Forscher und die Pharmaindustrie gedacht.

Neues Forschungsnetzwerk für Kinderarzneimittel

Die Deklaration von Helsinki

Forschung am Menschen unterliegt ganz besonderen Bedingungen. Die Teilnehmer an Studien sollen nicht nur vor Schaden bewahrt, es müssen auch ihre Rechte und ihre Würde respektiert werden. Verbrecherische Experimente, wie sie Ärzte während des Nationalsozialismus durchführten, sollen nicht mehr möglich sein. Bereits während der Nürnberger Ärzteprozesse 1946 bis 1947 wurden die ersten entsprechenden Richtlinien und ethischen Grundsätze festgeschrieben.

Im Juni 1964 verfassten Vertreter des Weltärztebundes die sogenannte Deklaration von Helsinki. Sie definiert seither die ethischen Richtlinien der medizinischen Forschung am Menschen und betont insbesondere den Schutz von Personen, die wirtschaftlich oder gesundheitlich benachteiligt oder nicht in der Lage sind, ihr Einverständnis zur Teilnahme an einer Studie zu geben. Der Grundsatz für Ärzte lautet: „Das Wichtigste ist die Gesundheit meiner Patienten." Das Dokument wird regelmäßig überarbeitet und erfuhr in den letzten 50 Jahren bereits sieben Revisionen sowie zwei Klarstellungen. Damit wird sichergestellt, dass die Vorgaben stets dem aktuellen Stand von Forschung und Ethik angepasst werden.

So wird in der aktuellen Version erstmals eine Entschädigung für Teilnehmer gefordert, die durch eine Studie zu Schaden gekommen sind. Das ist in den westlichen Ländern zwar insofern geregelt, als für die Versuchspersonen eine Versicherung abgeschlossen wird, in vielen Ländern der Dritten Welt ist das jedoch noch nicht Standard.

Die Forderungen der Deklaration von Helsinki sind nicht bindend. In der westlichen Welt verweisen aber viele Gesetzestexte darauf. Werden Studien in Schwellenländern durchgeführt, was immer häufiger der Fall ist, werden die einzelnen Punkte des Dokuments jedoch oft missachtet, wie Berichte aus Russland oder Indien zeigen (Parsa-Parsi et al. 2013, WMA 2013).

Die eigentlichen Patienten

Auch ältere Menschen – zumal, wenn sie mehrere Krankheiten haben – werden nur selten in klinische Studien aufgenommen. Und auch das verfälscht die Schlüsse, die aus den Ergebnissen gezogen werden. Denn viele Medikamente werden gerade an ältere Menschen verabreicht – sind aber nicht an ihnen getestet oder nicht an solchen Personen, die nicht nur an der Krankheit leiden, gegen die das Medikament wirken soll. „Patienten, die an klinischen Studien teilnehmen, sehen anders aus als die, die uns in der täglichen Praxis begegnen", sagt der Wiener Geriater Thomas Frühwald (2014).

Initiativen, das zu ändern, gibt es bisher nicht.

Kaum Tests mit älteren Patienten

Produktion

Ein Arzneimittel muss immer die gleiche Qualität haben, schließlich muss man sich auf seine Wirksamkeit und Sicherheit verlassen können. Um das zu gewährleisten, gibt es bestimmte Richtlinien der Qualitätssicherung (in der Fachsprache „good manufacturing practice" GMP), die im Übrigen auch für Kosmetikprodukte, Lebens- und Futtermittel gelten.

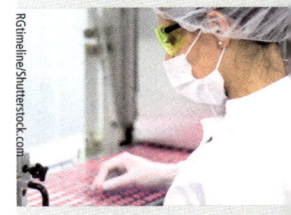

Das in Europa gültige Richtlinienkompendium der guten Herstellungspraxis ist der EU-Leitfaden für Human- und Tierarzneimittel EudraLex, den die europäische Arzneimittelbehörde EMA erstellt hat. Die Anforderungen betreffen sämtliche Methoden, Anlagen oder Kontrollen, die zur Herstellung, Verarbeitung, Verpackung, Lagerung und auch zum Transport von Arzneimitteln eingesetzt werden. Das bedeutet, dass nicht nur die Hersteller des Medikaments selbst, sondern auch die Produzenten von Glasfläschchen oder Faltkartons sich an die Richtlinien halten müssen. Dazu müssen entsprechende Vereinbarungen für die Herstellung, die Lieferung und den Einsatz der richtigen Ausgangsstoffe und des korrekten Verpackungsmaterials getroffen werden. Und es werden Prüfungen durchgeführt, im Zuge derer Experten kontrollieren, dass jeder Produktionsgang den in der Zulassung festgelegten Anforderungen und allen anderen Vorschriften entspricht. Kein Wunder, dass die Produktionsbetriebe oft den Eindruck von Hochsicherheitsbereichen vermitteln.

Gute Herstellungspraxis

Doch offenbar hält man sich nicht überall daran. Um kostengünstiger herstellen zu können, haben Pharmaunternehmen vor einigen Jahren begonnen, die Produktion von pharmazeutischen Rohstoffen nach Südostasien oder in andere Schwellenländer auszulagern. Da Kontrollen nur stichprobenartig stattfinden, können Qualitätsverluste auch eine Zeit lang unbemerkt bleiben. So traten 2007 gehäuft allergische Reaktionen im Zusammenhang mit bestimmten Blutverdünnungspräparaten auf. Es stellte sich heraus, dass der Rohstoff nahezu ausschließlich in China gewonnen wird. Dort hatten unbekannte Täter damit begonnen, den Arzneistoff mit anderen Substanzen zu strecken. Mehrere Patienten verstarben nach der Gabe dieser verfälschten Präparate, bei anderen traten schwerwiegende Nebenwirkungen auf (PEW 2011). Dergleichen Medikamentenfälschungen haben sich in den letzten Jahren zu einem Problem überall in der Welt ausgewachsen (▶ Seite 57).

Probleme mit der Qualität

Zulassung

Der Vertrieb, die Preisgestaltung, ob die Kosten von der Krankenkasse erstattet werden, wo Medikamente bezogen werden können – das alles unterliegt im Sinne des Gesundheits- und Konsumentenschutzes besonderen gesetzlichen Regelungen. Medikamente dürfen erst dann verkauft werden, wenn sie behördlich zugelassen sind; in Österreich ist diese Behörde das Bundesamt für Sicherheit im Gesundheitswesen BASG, die operative Umsetzung obliegt der Medizinmarktaufsicht der Agentur für Sicherheit im Gesundheitswesen AGES. Ausgenommen von einer Zulassung sind Arzneispezialitäten, die in einer Apotheke hergestellt und unmittelbar an den Verbraucher abgegeben werden, beispielsweise bestimmte Salben (▶ Seite 42). Auch traditionelle pflanzliche Arzneimittel müssen nicht zugelassen werden, für sie genügt eine Anmeldung und Registrierung. In Österreich sind derzeit (Stand 31.1.2013) laut AGES 9.617 Arzneimittelspezialitäten zugelassen und 4.169 registriert.

Gesetzliche Regelungen für die Zulassung

Für die Zulassung muss das Pharmaunternehmen nachweisen, dass das Medikament wirkt und dass der Nutzen die Risiken übersteigt. Dazu müssen die Daten vorgelegt werden, die aus den pharmazeutischen Tests und den klinischen Prüfungen gewonnen wurden. Also die Ergebnisse von umfangreichen toxikologischen Untersuchungen, aber auch Nachweise darüber, wie lange der Wirkstoff im Körper bleibt, wie er abgebaut wird, ob er auf die Fruchtbarkeit Einfluss hat oder ob er Krebs auslöst. Obwohl nur für Wirkstoffe, die sich in klinischen Prüfungen bereits als wirksam erwiesen haben, um eine Zulassung eingereicht werden kann, scheitert jeder zehnte noch an dieser Hürde.

Im Zulassungsverfahren geht es also um die Erlaubnis, das Präparat für eine ausdrücklich genannte Anwendung (Indikation) zu vertreiben. Außerdem wird der Text für die Fachinformation festgelegt – das sind jene Informationen über das Arzneimittel, die für die Fachleute bestimmt sind; ebenso der Text für die Gebrauchsinformation – das ist der Beipackzettel (► Seite 110). Bestimmt wird aber auch die Beschriftung der Außenpackung und die Rezeptpflicht (► Seite 53).

Was im Zulassungsverfahren festgelegt wird

Unterschieden werden rein nationale Zulassungsverfahren, Verfahren der gegenseitigen Anerkennung, dezentrale und zentrale Verfahren. Nationale Zulassungsverfahren betreffen Arzneimittel, die einzig und allein in Österreich vertrieben werden sollen – das kommt naturgemäß eher selten vor. Bei Verfahren der gegenseitigen Anerkennung übernimmt ein EU-Staat praktisch die Zulassung, die bereits in einem anderen EU-Staat gilt. Dezentrale Verfahren sind nur möglich, wenn noch keine Zulassung im EU-Raum besteht; der Antragsteller kann das Land frei wählen, in dem die Zulassung erfolgen soll. Sie gilt dann auch für andere EU-Länder, sofern sie von den dortigen Behörden bestätigt wird. Zentrale Verfahren sind seit 1995 möglich. Dann übernimmt die Prüfung und die Zulassung die in London beheimatete zentrale EU-Behörde European Medicines Agency EMA. Verpflichtend ist die zentrale Zulassung für Biologika, für neuartige Therapien, für Medikamente für seltene Erkrankungen sowie für neue Wirkstoffe gegen HIV, Krebs, neurodegenerative Erkrankungen wie Alzheimer, Diabetes, Autoimmunerkrankungen wie rheumatische Arthritis und für Viruserkrankungen (Girardi et al. 2014). Nach dem ersten Antrag muss die EMA innerhalb von 180 Tagen erstmals reagieren. Zuweilen werden weitere Daten angefordert. Erteilt die EMA die Zulassung, muss das Medikament in jedem europäischen Land zur Vermarktung angemeldet werden. Dafür werden die Unterlagen, die bei der EMA eingereicht wurden, von den jeweiligen nationalen Behörden erneut begutachtet.

Verschiedene Möglichkeiten der Zulassung

Off-Label-Use

Eine rechtlich verbindliche Definition für den oft gehörten Begriff Off-Label-Use gibt es im Gesetz nicht. Laut Bundesamt für Sicherheit im Gesundheitswesen und Patientenanwaltschaft versteht man darunter die Anwendung eines Arzneimittels im Rahmen der medizinischen Heilbehandlung außerhalb der Informationen in der Fachinformation – also für Krankheitsbilder (Indikationen), Beschwerden, oder Personengruppen, für die das Mittel nicht zugelassen ist.

Off-Label-Use ist grundsätzlich nicht verboten und fällt in das Ermessen des Arztes bzw. in seine Therapiefreiheit, die ihm aufgrund seiner medizinischen Kompetenz zusteht. Die Entscheidung, ein Mittel zulassungsüberschreitend anzuwenden, bedingt jedoch erhöhte Sorgfalts- und besondere Aufklärungspflichten. Dafür ist eine mündliche Aufklärung ausreichend; das hat auch ein Urteil des Obersten Gerichtshofs OGH bestätigt (Mayerhofer 2010). Jedenfalls hat der Arzt im Rahmen der ärztlichen Therapieverantwortung im Einzelfall die medizinische und therapeutische Notwendigkeit für seine Entscheidung nach dem aktuellen Stand der Medizin zu begründen; vor allem dann, wenn es für das Krankheitsbild ein anderes, zugelassenes Arzneimittel gibt. Für seine Entscheidung trägt er auch allein die Verantwortung, das heißt, wenn es bei der Anwendung zu Zwischenfällen kommt, haftet der Hersteller nicht.

Dergleichen nicht konventionelle Therapien sind nicht grundsätzlich von der Erstattung der Krankenkassen ausgeschlossen. Allerdings übernehmen die Sozialversicherungen die Kosten nur dann, wenn eine zumutbare, Erfolg versprechende Behandlung nach wissenschaftlich anerkannten Regeln der ärztlichen Kunst mit in Österreich zugelassenen Heilmitteln nicht zur Verfügung steht oder erfolglos geblieben ist.

Nicht immer freuen sich die Hersteller über den Mehrumsatz, wenn Ärzte ein Mittel zulassungsüberschreitend anwenden. Bestes Beispiel: Avastin®, ein Biologikum, das ursprünglich für Darmkrebs, dann zur Behandlung von verschiedenen Krebsarten zugelassen wurde. Die Substanz stoppt die Neubildung von Blutgefäßen – einer der Angriffspunkte der modernen Krebsbehandlung. Es stellte sich jedoch heraus, dass es, direkt ins Auge eingespritzt, auch gegen eine Netzhauterkrankung wirkt, die ältere Menschen entwickeln und die zur Erblindung führen kann („feuchte Makuladegeneration"). Augenärzte begannen, das Krebsmittel Avastin® in kleine Ampullen umzufüllen, um es ihren Patienten zu injizieren. Doch der Avastin®-Hersteller Roche war davon wenig begeistert. Es tauchten Sicherheitsbedenken auf, weil das Präparat durch das Umfüllen in kleinere Gebinde verunreinigt werden könnte, was zu Infektionen führen kann. Zudem war ein ähnlicher Wirkstoff Basis eines anderen Medikaments geworden und bereits zur Behandlung der Makuladegeneration in Europa zugelassen: Lucentis® von der Firma Novartis (die übrigens Anteile an Roche hält). Allerdings ist Lucentis® bis zu 50-mal so teuer wie Avastin®. Zurzeit werden mehrere Studien durchgeführt, in denen die therapeutische Wirksamkeit der beiden Medikamente in der Behandlung der feuchten Makuladegeneration verglichen wird (Stiftung Warentest 2014).

Die europäische Konsumentenschutzorganisation BEUC vermutet, dass es Absprachen zwischen den beiden Pharmafirmen gibt, das Geschäft von Novartis mit dem teuren Medikament nicht zu stören, und hat sich in einem Schreiben bereits an die Europäische Kommission gewandt, die Sache zu untersuchen (BEUC 2013).

Nutzen und Risiko

Wichtig zu wissen ist, dass die Zulassung eines Medikaments noch nicht gleichbedeutend mit einer Empfehlung ist. Ob es sinnvoll ist, das Arznei-mittel bei einem bestimmten Krankheitsbild anzuwenden, ob der mög-liche Nutzen ein eventuelles Risiko wert ist, können nur der Arzt und der Patient gemeinsam entscheiden. Denn die Zulassung selbst beruht auf statistischen Werten.

Ein Beispiel für eine Nutzen-Risiko-Abwägung ist die Hormonersatz-therapie für Frauen in den Wechseljahren. Sie wurde jahrzehntelang nicht nur gegen Hitzewallungen und andere Beschwerden propagiert, son-dern regelrecht als Jungbrunnen dargestellt. Dann stellte sich in Studien heraus, dass die Hormone keineswegs nur segensreich sind. Vergleicht man den Nutzen mit dem Risiko, so zeigt sich: Von 10.000 Frauen, die fünf Jahre lang eine Kombination von Östrogenen und Gestagenen ein-nehmen, erkranken pro Jahr im Vergleich zu 10.000 Frauen, die das nicht tun, 6 Frauen weniger an Dickdarmkrebs und 5 Frauen weniger erleiden einen Oberschenkelhalsbruch. Allerdings kommt es gleichzeitig zu 10 zusätzlichen Thrombosen, 8 zusätzlichen Lungenembolien, 7 zusätzlichen Herzinfarkten, 8 zusätzlichen Schlaganfällen und 8 zusätzlichen Brust-krebsfällen (Techniker Krankenkasse 2005).

Neue Medikamente sind auch nicht zwangsläufig besser als bereits auf dem Markt befindliche. So hat der Innovationsreport – eine Gemein-schaftsarbeit der Universität Bremen und der Techniker Krankenkasse – ergeben, dass von den 20 im Jahr 2011 in Deutschland neu zugelassenen Arzneimitteln nur 3 einen therapeutischen Fortschritt gebracht haben. Umgekehrt mussten bei 8 Präparaten im Nachhinein Warnhinweise wegen möglicher Risiken verschickt werden (Windt et al. 2014).

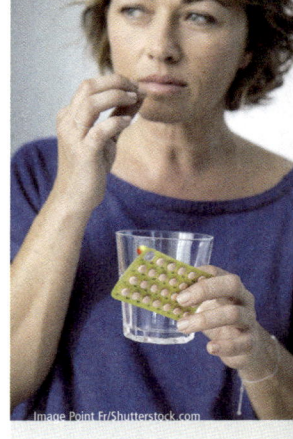

Image Point Fr/Shutterstock.com

Nur 3 von 20 neuen Medikamenten bringen Fortschritt

Seltene Erkrankungen

Der Zulassungsprozess kann sich über Monate, zuweilen über Jahre hinziehen, für den Antragsteller fallen etliche Gebühren an. Mit dem Argument, den Zugang zu innovativen Arzneimitteln nicht unnötig zu verzögern, sind in den Vereinigten Staaten, aber auch in der EU unter bestimmten Bedingungen beschleunigte Zulassungsverfahren möglich. Die Bearbeitungszeit im wissenschaftlichen Ausschuss der EMA ist in diesen Fällen von 210 auf 150 Tage verkürzt. In Einzelfällen ist auch eine bedingte Zulassung möglich; vor allem, wenn es sich um Medikamente für besonders gefährliche Erkrankungen handelt. Dann kann das Arzneimittel bereits vor Abschluss der klinischen Prüfung auf den Markt gebracht werden.

Für Medikamente gegen seltene Erkrankungen (im Fachjargon „orphan diseases") gibt es noch weitere Vereinfachungen der Zulassung. Laut Definition ist eine Erkrankung dann selten, wenn zu einem bestimmten Stichtag nicht mehr als 5 von 10.000 Einwohnern daran leiden. Es wird geschätzt, dass sich hinter dem Sammelbegriff „seltene Erkrankungen" 6.000 bis 8.000 unterschiedliche Krankheitsbilder verbergen, die zusammengerechnet 6 bis 8 Prozent der (europäischen) Gesamtbevölkerung betreffen. Das wären in Österreich rund eine halbe Million Menschen. Je weniger Patienten von einer Erkrankung betroffen sind, desto risikoreicher ist die Produktentwicklung für die Pharmaunternehmen, denn umso geringer sind die zu erwartenden Einnahmen. Die Industrie war deshalb in der Vergangenheit auf diesem Gebiet recht zurückhaltend.

Um die Forschung und die Entwicklung von Arzneimitteln für seltene Erkrankungen voranzutreiben, hat die EU verschiedene Anreize für die Unternehmen gesetzt. So werden sie bei klinischen Studien durch die EMA unterstützt, ohne dass dafür Kosten anfallen, und sie erhalten spezielle Forschungsförderungen; überdies ist der Zulassungsprozess gebührenfrei. Die Medikamente genießen einen längeren Patentschutz (▶ Seite 32) und die Anforderungen, die an den Wirksamkeitsnachweis gestellt werden, sind weniger streng. Allerdings müssen Patientenregister geführt und klinische Studien auch nach der Zulassung durchgeführt werden.

Kritiker wie die deutsche Bundestagsabgeordnete Birgitt Bender bemängeln, dass Unternehmen zuweilen einen erstaunlichen Einfallsreichtum entwickeln, um in den Genuss dieser vereinfachten Zulassung zu kommen. So werden verschiedene Erkrankungen, vor allem Krebsleiden, in Untergruppen eingeteilt und als „selten" definiert, um dann entsprechende Arzneimittel zur Zulassungsreife zu bringen (Sywottek 2012). Doch die Anzahl der neu zugelassenen Medikamente für seltene Erkrankungen hält sich ohnedies in engen Grenzen. 2013 wurden nur 6

Marginalia:

Vereinfachte Zulassung für „orphan drugs"

Anreize für Unternehmen

Erstaunlicher Einfallsreichtum

neue Substanzen von der EMA als „orphan drug" zugelassen. Insgesamt sind es derzeit 61 und sie gehören zu den extrem teuren Arzneimitteln. Laut Wiener Gebietskrankenkasse betrug der durchschnittlich bezahlte Preis pro Packung bei den „orphan drugs" im Jahr 2012 rund 2.600 Euro. Im Vergleich dazu kostete eine Packung eines Heilmittels generell nur rund 21 Euro (Siess 2012). Unter den 30 teuersten Medikamenten sind 18 „orphan drugs".

Extrem teure Medikamente

Für einige dieser Medikamente wurde in den letzten Jahren auch ein Finanzierungsmodell wiederentdeckt: Karitative Vereinigungen sammeln Spenden für die Forschung und Entwicklung, werden im Gegenzug aber an den Erlösen beteiligt. Auf diese Weise waren vor mehr als 75 Jahren auch die Kosten für die Entwicklung des Impfstoffs gegen Kinderlähmung zusammengekommen. Das erste Medikament aus der Gruppe der „orphan drugs", das mithilfe von Sponsorengeldern auf den Markt gebracht wurde, war Kalydeco®, ein Mittel gegen zystische Fibrose, eine angeborene Stoffwechselstörung, die die Lebenserwartung verkürzt. Nicht alle Patienten mit diesem Krankheitsbild profitieren von dem neuen Arzneimittel; hilfreich ist es nur für jene 5 Prozent unter ihnen, die eine bestimmte genetische Veränderung aufweisen. Als das Medikament Anfang 2012 die Zulassung bekam, wurde es als Meilenstein in der Behandlung gefeiert. Billiger gemacht hat das Sponsoring die „Wunderpille" Kalydeco® nicht: Eine Monatspackung kostet rund 25.000 Euro (Cohen und Raftery 2014).

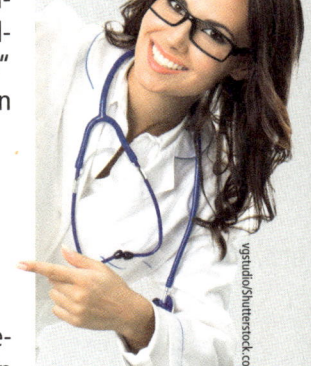

Marketing und Werbung

Wenn ein neues Produkt auf den Markt kommt, muss es bekannt gemacht werden, damit es seinen Weg zum Verbraucher findet. Das ist in allen Branchen so. Meist beginnt die Marketingmaschinerie schon viel früher warmzulaufen.

Laut Arzneimittelgesetz AMG gelten hinsichtlich der Werbung, die sich an medizinische Laien wendet, besondere Beschränkungen. So darf für rezeptpflichtige Medikamente und registrierte homöopathische Mittel überhaupt keine Laienwerbung gemacht werden. Impfkampagnen sind

Rezeptpflichtige
Medikamente
dürfen in der
Laienpresse nicht
beworben werden

davon ausgenommen. Bei nicht rezeptpflichtigen Arzneimitteln gilt, dass auf dem entsprechenden Plakat, im Inserat oder in dem jeweiligen Spot kein Vertreter eines Gesundheitsberufes mit dem Mittel zu sehen sein darf. Auch dürfen solche Einschaltungen keine Empfehlungen von Wissenschaftlern, im Gesundheitswesen tätigen Personen oder Menschen enthalten, die aufgrund ihrer Bekanntheit zum Arzneimittelverbrauch anregen könnten.

In den USA gibt es solche Vorschriften nicht. Dort ist nicht nur die Fach-, sondern auch die Laienpresse voll von Einschaltungen für rezeptpflichtige Medikamente, dort empfehlen Schauspielerinnen bestimmte Antibabypillen und Popstars Rheumamittel. Weil die Firmen es mit ihren Kampagnen zuweilen doch zu bunt treiben und die Vorzüge ihrer Produkte gar zu dreist übertreiben oder sie für Krankheiten anpreisen, für die sie nicht zugelassen sind, werden sie regelmäßig zu Strafzahlungen in Millionen-Dollar-Höhe verdonnert. Spitzenreiter der letzten Jahre war der britische Konzern GlaxoSmithKline. Das Unternehmen zahlte im Jahr 2012 drei Milliarden Dollar Bußgeld, damit keine weiteren Ermittlungen wegen irreführender Werbung angestrengt würden. „Die Konzerne haben drohende Geldstrafen längst in ihr Geschäftsmodell integriert", sagt der Arzt und Gründer einer Verbraucherorganisation Sidney Wolfe (2013).

Was die an Fachleute gerichtete Werbung angeht, ist darunter mehr zu verstehen als Poster, Broschüren und Inserate in Fachzeitschriften. Das Arzneimittelgesetz zählt Folgendes dazu:

Möglichkeiten der
Fachwerbung

- den Besuch von Pharmareferenten bei Ärzten und Apothekern
- die Abgabe von Ärztemustern
- Anreize zur Verschreibung oder Abgabe von Arzneimitteln durch das Gewähren, Anbieten oder Versprechen von finanziellen oder materiellen Vorteilen
- das Sponsern von Verkaufsförderungsveranstaltungen, an denen Ärzte oder Apotheker teilnehmen
- die Übernahme der Reise- und Aufenthaltskosten und Teilnahmegebühren im Zusammenhang mit berufsbezogenen wissenschaftlichen Veranstaltungen für Ärzte oder Apotheker

Beeinflussung durch Werbung

Die meisten Menschen meinen, sie ließen sich von Werbung oder kleinen Aufmerksamkeiten nicht beeinflussen. Ärzte argumentieren in diesem
Zusammenhang, dass ihre medizinische Ausbildung sie erkennen lasse,
welche Vorzüge oder Nachteile ein Medikament habe, und dass sie einzig
und allein danach entscheiden würden. Geoffrey Spurling von der Universität Queensland in Brisbane, Australien, und sein Forscherteam haben 58
Studien analysiert, in denen einerseits unterschiedliche Formen der Information durch Pharmafirmen erfasst waren und andererseits ein bestimmtes
Verhalten der Ärzte bei der Verschreibung. Resultat: Werbung und PR haben
sehr wohl Einfluss darauf, welche Arzneimittel Ärzte verschreiben (Spurling
et al. 2010). Täten sie das nicht, würden die Firmen auch nicht Millionen
für Werbekampagnen ausgeben. Schließlich sind Pharmafirmen gewinn-
orientierte Unternehmen. Die Frage ist nur, ob das alles immer zum Wohl
der Patienten geschieht.

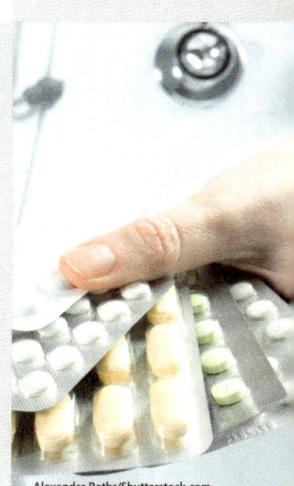

Alexander Raths/Shutterstock.com

Besonders an den letzten Punkten hat sich in den vergangenen Jahren
eine Diskussion entzündet. Für Ärzte ist Fortbildung ein Muss. Die Ver-
anstaltung von Tagungen, auf denen die neuesten Entwicklungen in der
Medizin vorgestellt und diskutiert werden, ist teuer. Zu fast 100 Prozent
werden die Kosten von Pharmaunternehmen getragen, die in den Ta-
gungsräumen ihre Stände aufbauen, ihre Produkte bekannt machen,
Vorträge organisieren und die eine oder andere Abendveranstaltung mit
Brötchen und Wein oder opulenteren Mahlzeiten versorgen. Doch in
der Vergangenheit lagen Geschenke an Ärzte oder Einladungen zu Kon-
gressen mit Übernachtungen in Luxushotels inklusive anschließendem
von der jeweiligen Pharmafirma bezahltem Urlaubsaufenthalt zu oft hart
an der Grenze zur Bestechung.

Die Industrie finanziert die Ärzte-Fortbildung

Der Gesetzgeber hat reagiert. Laut Arzneimittelgesetz AMG können
Ärzte mit einer Geldstrafe von bis zu 50.000 Euro belegt werden, wenn
sie sich Vorteile für die Verschreibung eines bestimmten Arzneimittels
gewähren lassen. Das Gleiche gilt auch für Mitarbeiter von Pharmaunternehmen, die einem Arzt solche Vorteile gewähren oder anbieten. Der Re-
präsentationsaufwand im Zusammenhang mit Veranstaltungen zur Ver-
kaufsförderung muss immer streng auf deren Hauptzweck begrenzt sein

und darf nicht auf Familienmitglieder oder Bekannte ausgedehnt werden, wie das in der Vergangenheit oft der Fall war. Aufgrund zahlreicher Korruptionsskandale – vorwiegend in anderen als der Gesundheitsbranche – wurden die strafrechtlichen Antikorruptionsbestimmungen verschärft: Zum einen sind die Strafdrohungen angehoben worden, zum anderen wurden die Verbote weiter gefasst (Schrank und Meier 2012). Zudem haben sich in jüngster Zeit sowohl pharmazeutische Unternehmen und Interessenverbände als auch ärztliche Fachgesellschaften und Kliniken Verhaltensregeln auferlegt, wie miteinander umzugehen ist.

Verschärfte Antikorruptionsbestimmungen

Patente

Ist eine neue Substanz gefunden, die das Zeug zu einem wirksamen Medikament hat, wird der Patentschutz beantragt. Er sichert die alleinigen Vermarktungsrechte für mindestens 20 Jahre. Zu dem Zeitpunkt, an dem das neue Medikament tatsächlich zugelassen wird, sind davon meist schon etliche Jahre abgelaufen. Verhandlungen über die Preisgestaltung und die Aufnahme in den Erstattungskodex (► Seite 37) nehmen weitere Zeit in Anspruch. Dauern sie besonders lang, kann der Patentschutz eventuell durch ein ergänzendes Schutzzertifikat um bis zu 5 Jahre verlängert werden. Im Normalfall verbleiben dem Hersteller rund 10 Jahre, innerhalb derer das Produkt vermarktet werden kann und Gewinn abwirft. Nach Ablauf des Patentschutzes kann das Produkt von jeder anderen Firma preisgünstiger als Generikum nachgebaut werden (► Seite 33).

Patente sichern die Vermarktungsrechte

In den letzten Jahren ist das Patent von zahlreichen auch kommerziell äußerst erfolgreichen Medikamenten ausgelaufen, Umsatzeinbußen gehen damit einher. 2012 war das bei 9 solcher Blockbuster mit einem Gesamtjahresumsatz von 43 Milliarden Dollar der Fall (Kaiser 2012), 2013 beim äußerst verkaufsstarken Potenzmittel Viagra®. Von den 20 umsatzstärksten Produkten des Jahres 2011 werden bis 2016 zwölf ihren Patenschutz verlieren. Und allein der vom Patentablauf im Jahr 2016 betroffene Umsatz wird auf ca. 125 Milliarden US-Dollar geschätzt (Altmann und Werner 2013). Gleichzeitig kommen immer weniger Erfolg versprechende Neuentwicklungen auf den Markt.

Patente für Blockbuster laufen aus

Deshalb bemühen sich manche Hersteller, ihr Präparat so zu verändern, dass ein neues Patent beantragt werden kann. Das kann durch andere Zusatzstoffe, Umhüllungen von Dragees oder Darreichungsformen geschehen; oft wird mit minimalen Veränderungen der Zusammensetzung ein solches „Patent Evergreening" versucht, wie die Methode in Fachkreisen bezeichnet wird. Derartige Tricks sind rechtlich zwar nicht unbedenklich, denn um gewerbliches Schutzrecht zu erlangen, muss die Idee dahinter neu sein (Kary 2013). Sie gelingen jedoch immer wieder, wie das Beispiel von Nexium® zeigt, einem Mittel gegen Sodbrennen. Es wurde 2001 patentiert. Unmittelbar vorher war das Patent von Prilosec® erloschen, ebenfalls ein Magenschutz derselben Firma. Mit einem Jahresumsatz von 6 Milliarden Dollar gehörte Prilosec® zu den bestverkauften Arzneimitteln der Welt und brachte damit dem Hersteller ein Drittel seines Umsatzes ein. Für das neue Medikament ließ das Unternehmen einen Bestandteil des alten Mittels weg. Obwohl also kein neuer Wirkstoff enthalten war, wurde Nexium® patentiert. Und ebenfalls ein Blockbuster (Angell 2005, Goldacre 2012).

Tricks für die Patentverlängerung

Generika ...

Ein Generikum ist die Kopie eines auf dem Markt befindlichen Originalpräparats mit dem gleichen Wirkstoff und dem gleichen Sicherheitsprofil. Auch die Darreichungsform – Tablette, Zäpfchen, Saft ... – ist die gleiche wie beim ursprünglich patentgeschützten Medikament. Die Zulassung erfolgt nach denselben Vorgaben wie jene von Originalpräparaten, nach europäischem Arzneimittelrecht aber frühestens 10 Jahre nach Zulassung des Originalpräparats.

Gleicher Wirkstoff, gleiches Sicherheitsprofil

Zusätzlich zum Patentschutz, der die Rechte an der Erfindung schützt, gibt es in der EU auch noch den Unterlagenschutz. Der besagt, dass sich ein Generika-Zulassungsantrag erst 8 Jahre nach Erstzulassung des Originalprodukts auf dessen Unterlagen, hauptsächlich Studienergebnisse, beziehen darf. Erhält der Zulassungsinhaber des Originalprodukts innerhalb der ersten 8 Jahre die Zulassung für weitere Anwendungsgebiete, wird der Unterlagenschutz um ein weiteres Jahr verlängert (Girardi et al. 2014).

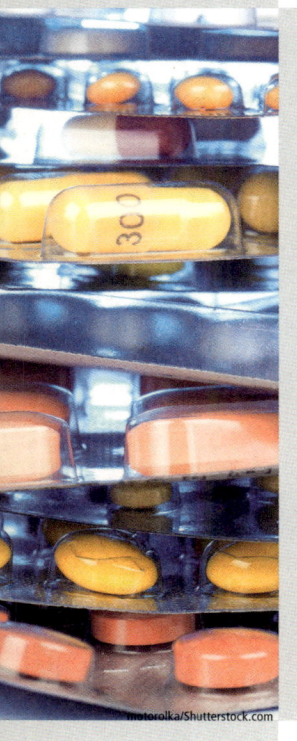

Die Galenik macht`s

Tatsache ist, dass ein bloßer Wirkstoff allein noch kein Medikament ist. Er muss in ausreichendem Ausmaß vom Körper aufgenommen und zu seinem Wirkungsort transportiert werden. Das zu ermöglichen ist die Kunst der sogenannten galenischen Zubereitung bzw. der pharmazeutischen Technologie. Galenische Zubereitungen sind oft wesentlich komplizierter und teurer als die Herstellung eines Wirkstoffs. So müssen sie etwa bei einem Schlafmittel sicherstellen, dass die Wirkung nach rund acht Stunden wieder nachlässt. Zudem müssen sie einen etwaigen unangenehmen Geruch oder Geschmack des Wirkstoffs neutralisieren und biologische, chemische sowie physikalische Stabilität gewährleisten.

Dazu wird nicht nur auf verschiedene Darreichungsformen, sondern auch auf bestimmte Hilfsstoffe zurückgegriffen. Gerade in der Galenik können Unterschiede zwischen Originalpräparaten und Generika liegen. Das muss aber kein Nachteil sein. Da Generika erst Jahre nach dem Original auf den Markt kommen, können sie vom Fortschritt der galenischen Forschung profitieren und eine modernere Galenik haben als die Originalpräparate. So kann es sein, dass ein Nachahmerprodukt sich leichter teilen oder schlucken lässt als das Original.

Vorsicht ist jedoch geboten, wenn man unter Allergien oder Nahrungsmittelunverträglichkeiten leidet. Denn so mancher Hilfsstoff kann dann Probleme bereiten. Die Gebrauchsinformation gibt Auskunft darüber, welche Zusatzstoffe das Medikament enthält.

Testung der Bioäquivalenz

Für den Wirkstoff selbst müssen für die Zulassung eines Generikums keine neuen Studien mehr erbracht werden, wohl aber für die sogenannte Bioäquivalenz. Dazu wird in einer klinischen Prüfung an gesunden Probanden verglichen, ob der Wirkstoff im Nachahmerprodukt im selben Tempo und in gleicher Menge ins Blut gelangt wie beim Originalprodukt. Ist das innerhalb gewisser Referenzwerte der Fall, so kann laut Arzneimittelgesetz von der gleichen Wirksamkeit und Sicherheit des Medikaments ausgegangen werden. Zusätzlich muss bewiesen werden, dass die verwendeten Hilfsstoffe und die Art der Herstellung keinen Einfluss auf die Verfügbarkeit des Generikums im Körper haben. Die Herstellung von Generika muss wie jene der Originalpräparate den höchsten pharmazeutischen Standards entsprechen. Dazu gehören die Richtlinien der

Europäischen Union sowie die Regeln der Good Manufacturing Practice GMP der Weltgesundheitsorganisation und des im Europarat angesiedelten European Directorate for the Quality of Medicines and Healthcare (EDQM). Generika, die den strengen Zulassungsbestimmungen durch die Behörden nicht entsprechen, dürfen in Österreich nicht auf den Markt kommen.

Generika bieten immer noch eine Menge Diskussionsstoff. Zuweilen wird behauptet, sie seien weniger wirksam oder weniger sicher, weil sie nicht so viel Arzneistoff enthalten oder in Dritte-Welt-Ländern hergestellt werden. Noch vor zehn Jahren wurde den Nachahmerpräparaten wenig Chance gegeben. Einerseits bemängelten Ärzte den zusätzlichen Aufwand. Denn die niedergelassenen Ärzte werden von der Sozialversicherung angehalten, das kostengünstigste Medikament zu verschreiben – das müssen sie im Erstattungskodex (► Seite 37) oder mittels eigener Software auf ihrem Computer herausfinden. Zudem hieß es, Patienten würden sich weigern, Generika einzunehmen – mit dem Argument, Billiges könne nicht gut sein, oder weil sie festgestellt hätten, es wirke bei ihnen nicht (Mühlgassner 2005). Inzwischen heißt es etwa aus dem Mund des Ärztekammerpräsidenten Artur Wechselberger: „Aus dem modernen Gesundheitssystem sind diese ‚Nachbaupräparate' nicht mehr wegzudenken. Sie sind in der Anwendung sicher, wirksam und verträglich."

Diskussion um Generika

Rund 4.800 Generika sind derzeit in Österreich zugelassen, der Anteil der Generika am Arzneimittelverbrauch liegt bei rund 30 Prozent. Damit ist Österreich im internationalen Vergleich gemeinsam mit Japan das Schlusslicht (Sander 2014).

Generika sind wichtig für die Arzneimittelversorgung, zumal sie die Ausgaben im Gesundheitswesen dämpfen. Dass die Hersteller die Generika zu günstigeren Preisen anbieten können, hat vor allem damit zu tun, dass kaum Entwicklungskosten anfallen. Um ein Nachahmerpräparat auf den Markt zu bringen, braucht es in der Regel zwei Jahre. Auch wird deutlich weniger Geld in die Produktplatzierung investiert (also in Werbung und Verpackungsdesign). Die Preisunterschiede sind zuweilen beträchtlich. So kostete das Originalpräparat mit dem blutverdünnenden Inhaltstoff Clopidogrel in Österreich 64,95 Euro und das nach Patentablauf im Jahr 2012 erste verfügbare Generikum mit 20,85 Euro nur knapp ein Drittel (Siess 2012).

Dämpfung der Gesundheitsausgaben

Der weltweite Umsatz mit Generika ist in den letzten Jahren doppelt so schnell gewachsen wie der des Gesamt-Pharmamarktes (Altmann und Werner 2013). Der größte Generikahersteller der Welt ist seit einigen Jahren die in Israel beheimatete Teva Pharmaceutical Industries mit einem Jahresumsatz von 18 Milliarden US-Dollar. Im Wettbewerb mit der Billigkonkurrenz sind große Pharmaunternehmen wie etwa Novartis dazu übergegangen, selbst Generika zu produzieren.

Generika zur Behandlung chronischer Erkrankungen

Generika werden vor allem bei Medikamenten zur Behandlung chronischer Erkrankungen eingesetzt, weil hier die größten Kosteneinsparungen erzielt werden können. Mittel gegen Bluthochdruck oder zu hohe Cholesterinwerte, Magenschutzpräparate und Medikamente gegen Herzschwäche zählen zu den am häufigsten verschriebenen Generika. In zahlreichen Studien konnte kein Unterschied in der Wirkung im Vergleich zu den Originalpräparaten festgestellt werden. Schließlich wirkt der aktive Inhaltstoff und nicht der Markenname. In jedem Fall muss aber die Ersteinstellung und auch eine Umstellung auf ein Generikum vom Arzt überwacht werden.

Ausnahmen bilden Mittel gegen epileptische Anfälle (Antiepileptika) und starke Schmerzmittel (Opioide). Da bei diesen Medikamenten die optimale Dosierung für jeden Patienten individuell gefunden werden muss, ist eine Umstellung auf ein anderes Arzneimittel nicht angeraten. Das gilt aber nicht nur für den Wechsel von einem Originalpräparat auf ein Generikum, sondern auch für den Wechsel von einem Originalpräparat zu einem anderen mit demselben Wirkstoff.

… und Biosimilars

Nachahmerprodukte von Biologika

Biosimilars sind die Nachahmerprodukte von Biologika (▶ Seite 11). Die Anzahl der Biosimilars erreicht noch lange nicht jene der Generika. Denn sie sind bei Weitem aufwendiger herzustellen. Die gentechnisch hergestellten Moleküle sind oft schon innerhalb einer Produktlinie des Originalpräparats nicht völlig gleich, Nachahmungen können deshalb höchstens ähnlich („similar") sein. Das muss nicht heißen, dass diese Präparate nicht genauso gut wirken wie die Originalprodukte; es bedeutet aber, dass Wirksamkeit und Sicherheit besonders streng geprüft werden müssen.

Die EU hat deshalb eine Reihe von Richtlinien erstellt, die einen hohen Standard von Biosimilars sicherstellen sollen. Im Gegensatz zum Generikum, für dessen Zulassung Bioäquivalenzstudien ausreichen, muss jedes Biosimilar ein umfassendes vorklinisches und klinisches Studienprogramm durchlaufen, bevor es zugelassen wird. Darin muss gezeigt werden, dass in der Wirksamkeit keine bedeutenden Unterschiede zum Originalpräparat bestehen. Die Zulassung erfolgt für dieselben Krankheiten (Indikationen) wie für das Originalpräparat.

EU-Richtlinien

In den letzten Jahren haben einige Biologika ihren Patenschutz verloren oder sie werden ihn bald verlieren, unter anderem Präparate für Rheuma oder Krebs (Altmann und Werner 2013). Wegen des hohen Preises von Biologika ist anzunehmen, dass die Nachahmerprodukte auch auf diesem Gebiet immer wichtiger werden, selbst wenn der Preisabschlag deutlich geringer als bei Generika ausfällt und nur bei rund 30 Prozent liegt.

Erstattungskodex

Ob ein bereits zugelassenes Medikament den Patienten im Rahmen ihrer Krankenversicherung vergütet wird, das wird von den Sozialversicherungen und den jeweiligen Krankenanstaltenträgern entschieden. Dazu muss der Produzent einen Antrag stellen, und es versteht sich von selbst, dass das ein Anliegen der Unternehmer ist, zumal ihr Medikament durch die Erstattungsfähigkeit eine größere Verbreitung erreicht. Meist läuft gleichzeitig das Marketing für das Medikament auf Hochtouren.

Die Entscheidung der Kostenträger erfolgt aufgrund von Wirksamkeitsanalysen, aber auch von Kosten-Nutzen-Abwägungen. Bewertet wird beispielsweise bei einem neuen Krebsmedikament unter anderem, ob es eine längere Überlebenszeit ermöglicht; ob es in der Lage ist, den Zeitpunkt hinauszuschieben, an dem der Tumor neuerlich auftritt (was noch nicht automatisch eine Lebensverlängerung bedeutet); ob die Patienten besser darauf ansprechen als auf bereits vorhandene Arzneimittel; und schließlich, ob das Medikament den Patienten eine höhere Lebensqualität verschafft. Als Vergleich wird die Standardtherapie herangezogen.

Kosten-Nutzen-Abwägungen für die Erstattung

Chefärztliche
Bewilligung

Der sogenannte Erstattungskodex EKO der Sozialversicherung, in dem die Arzneispezialitäten aufgelistet sind, die auf Rechnung eines Sozialversicherungsträgers gehen, ist in drei Bereiche (als „Boxen" bezeichnet) unterteilt: In der roten Box befinden sich jene Arzneimittel, für die von den Herstellern ein Antrag auf Aufnahme in den EKO gestellt wurde. Sie werden während der Zeit des Entscheidungsverfahrens erstattet, allerdings nur nach chefärztlicher Bewilligung. In der gelben Box gelistet sind alle Medikamente, die nur mit chefärztlicher Bewilligung erstattet werden. Und in der grünen Box befinden sich sämtliche erstattungsfähigen Arzneimittel, die jeder Arzt verordnen kann.

Damit die Kassen die Kosten für Generika erstatten, müssen gewisse Richtlinien erfüllt sein. So muss der Preis des ersten auf den Markt kommenden Nachahmerprodukts 48 Prozent unter jenem des Originalprodukts liegen. Der Preis des zweiten Generikums um 15 Prozent unter jenem des ersten Nachfolgeprodukts. Umgekehrt muss spätestens drei Monate nach der Aufnahme des ersten wirkstoffgleichen Nachfolgeproduktes in den Erstattungskodex der Preis des Originalprodukts um mindestens 30 Prozent gesenkt werden. Der Markt der nicht erstattungsfähigen Präparate ist im Gegensatz zu dem erstattungsfähiger Medikamente keiner solchen Preisregulierung unterworfen, die Preise müssen lediglich gemeldet werden. Deshalb kann es vorkommen, dass Generika zum gleichen Preis verkauft werden wie die Originalpräparate oder sogar teurer sind (Vogler 2012).

Immer mehr
erstattungsfähige
Medikamente

Die Zahl der erstattungsfähigen Medikamente wächst in den letzten Jahren ständig. Waren es 2005 noch knapp über 5.000, so gab es 2013 bereits mehr als 6.600.

Preisgestaltung

Was ein Arzneimittel kostet, ist in Österreich gesetzlich geregelt. Zuständig für die Preisfestsetzung ist die Preiskommission des Bundesministeriums für Gesundheit. Die Basis bildet der Fabrik- oder Depotabgabepreis, den der pharmazeutische Hersteller selbst bestimmen kann. Offenlegen muss er die Kalkulation nicht. Für Medikamente, deren Kosten die

Krankenkassen übernehmen, werden europäische Durchschnittswerte herangezogen. Zum Depotabgabepreis werden bei erstattungsfähigen Präparaten 7 bis 15,5 Prozent Großhandelsaufschlag hinzugerechnet, bei nicht erstattungsfähigen 17,5 Prozent. Dazu kommt noch der Apothekenaufschlag. Er beträgt 3,9 bis 37 Prozent für erstattungsfähige bzw. 12,5 bis 55 Prozent für nicht erstattungsfähige Medikamente. Bei nicht erstattungsfähigen Arzneimitteln kommen noch 10 Prozent Umsatzsteuer hinzu. Magistrale Zubereitungen, also Medikamente, die direkt in der Apotheke hergestellt werden (▶ Seite 42), unterliegen nicht dem Preisgesetz.

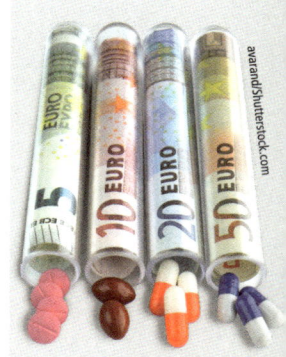

Vor allem an der Preisgestaltung von Biologika, und da im Speziellen von Krebsmedikamenten, haben sich in letzter Zeit unter Fachleuten heftige Diskussionen entzündet. Die Preise für die Behandlungen sind in den letzten Jahren explodiert. Wo sich die Therapiekosten früher pro Jahr und Patient auf 5.000 Euro beliefen, fallen jetzt 50.000, zuweilen über 100.000 Euro an. Doch gerade in diesem Bereich wird nicht gern übers Geld gesprochen. Zu schnell drängt sich die Frage auf: Wie viel ist ein Menschenleben wert? Wie viel die Hoffnung auf ein bisschen mehr Lebenszeit? Allerdings wird besonders bei einer so gefürchteten Krankheit wie Krebs auch nicht gern darüber gesprochen, wie groß der Nutzen etlicher dieser neuen therapeutischen Möglichkeiten tatsächlich ist. „Nur etwa ein Viertel aller neuen Krebsmedikamente ermöglicht gegenüber anderen Mitteln einen Überlebensvorteil von mehr als drei Monaten", sagt Claudia Wild, Leiterin des Ludwig Boltzmann Instituts für Health Technology Assessment in Wien (Wild 2014). Zudem kommen die neuen Krebsmittel oft nur für einen Teil der Patienten mit einer ganz bestimmten genetischen Veränderung infrage, längst nicht alle sprechen auf die Therapie an. Das gilt zwar auch für andere Behandlungen, läuft aber neuerdings unter dem Begriff „personalisierte Medizin". Laut Analysen beträgt die Lebensverlängerung durch neue Krebsmedikamente zuweilen nur 24 Tage bis ein halbes Jahr – bei Kosten zwischen 24.000 und 67.000 Euro und mitunter gravierenden Nebenwirkungen (Wild und Piso 2010).

Freilich sind diese Überlegungen für schwerkranke Patienten zweitrangig. Sie wollen in den Genuss der modernsten Medizin kommen, die meist auch kräftig beworben wird. Die Frage ist, wie viele derar-

Wie viel ist ein Menschenleben wert?

Mitunter gravierende Nebenwirkungen

Auf der Medikamentenschachtel (seitlich abgebildet):

vivimed®
333 mg / 50 mg – Tabletten
Wirkstoffe: Paracetamol, Coffein

So kommt ein Medikament zu seinem Namen

Auf jeder Medikamentenschachtel stehen zwei Namen: Der eine ist der Handels- oder Markenname, versehen mit einem ® für „registered trademark", eingetragene Marke. Der andere ist der Name des Wirkstoffs. Laien tun sich oft mit beiden schwer, weil beides Fantasiewörter sind. Dabei steckt eine ganze Menge Arbeit darin, einen Markennamen für ein neues Arzneimittel zu finden. Meist werden Marktforschungsinstitute damit beauftragt. Schließlich soll die Bezeichnung ebenso einfach wie einprägsam sein, am besten noch in allen gängigen Sprachen leicht auszusprechen. Deshalb werden einige Buchstaben wenigstens am Wortanfang gemieden, etwa H, J, K und W. Dazu kommt, dass manche Wörter oder Buchstabenkombinationen in der einen oder anderen Sprache eine negative oder lächerliche Bedeutung haben. Mit ein Grund, warum Medikamente in verschiedenen Ländern oft unterschiedlich heißen.

Keinesfalls sollten sich Medikamentennamen zu ähnlich sein. Doch das lässt sich oft nicht verhindern. So kommt es, dass rund 15 Prozent der Medikationsfehler auf Namensverwechslungen zurückgeführt werden. In der Europäischen Zulassungsbehörde EMA wurde deshalb eigens eine „Name Review Group" eingerichtet. Deren Aufgabe ist es, zu überprüfen, ob der Name eines Präparats die Patientensicherheit gefährden kann. Er darf weder falsche Assoziationen hinsichtlich der Inhaltstoffe wecken noch Ähnlichkeiten mit dem Namen eines bereits auf dem Markt befindlichen Arzneimittels haben. Auch darf der Name keine haltlosen Versprechungen machen, wie etwa „Sofortgesund". Mehr als 50 Prozent der eingereichten Namen werden abgelehnt. Alle zwei Monate wird bekannt gegeben, welche Medikamente unmittelbar vor der Zulassung stehen. Dann heißt es für viele Firmen: noch einmal über die Benennung nachdenken (Langemak 2013).

Der Wirkstoffname hingegen wird von der Weltgesundheitsorganisation WHO vergeben. Er ist international gleich. Der Entdecker eines neuen Wirkstoffs kann einen Namen vorschlagen. Handelt es sich um eine andere Substanz ein und derselben Wirkstoffgruppe, so muss die Endung gleich sein. Beispielsweise wurde der erste Wirkstoff einer Klasse von Magensäurehemmern Omeprazol genannt. Alle anderen Arzneistoffe, die ebenso wirken, enden deshalb auf -prazol: Pantoprazol, Esomeprazol usw. So kann man die Medikamentenklasse an der Endung erkennen: Wirkstoffe mit -mycin oder -sporin am Ende werden aus Pilzen oder Bakterien hergestellt, wie etwa das Antibiotikum Clarithromycin oder das Immunsuppressivum Ciclosporin (vfa 2013).

Generika dürfen den Handelsnamen des Originalpräparats nicht übernehmen, müssen aber selbstverständlich den Wirkstoffnamen angeben. Meist wird der Wirkstoffname mit dem Namen des Unternehmens als Zusatz verwendet.

So kommt ein Medikament zu seinem Aussehen

Medikamente unterscheiden sich nicht nur durch ihre Wirkstoffe und Namen, sondern auch in ihrem Aussehen. Auch das ist gesetzlich vorgeschrieben. Trotzdem sind die meisten Pillen rund und hell. Das hat den nachvollziehbaren Grund, dass Farbstoffe unerwünschte Wirkungen haben können – manche lösen Allergien aus. Und runde Pillen lassen sich am einfachsten herstellen. Doch das Einfachste ist nicht immer das, was am liebsten genommen wird. Medikamentendesigner versuchen herauszufinden, welche Form und Farbe eines Arzneimittels Patienten besonders anspricht. In einem Test an der Universität Mumbay hat sich beispielsweise gezeigt, dass die Probanden mit den Farben der verschiedenen Pillen, die sie kosten sollten, einen ganz bestimmten Geschmack verbanden. Obwohl die Tabletten bis auf die Farbe gleich waren, wurden rosafarbene süßer als rote empfunden, gelbe hingegen als salzig. Die Schlussfolgerung der Wissenschaftler: Bestimmte Farben können die Bereitschaft, das Medikament einzunehmen, erhöhen. Doch das ist auch nicht in jedem Land gleich: Die Japaner bevorzugen weiße Tabletten.

Auch die Form kann ausschlaggebend dafür sein, ob das Medikament bei den Verbrauchern ankommt. Kinder und alte Menschen haben Schwierigkeiten, große Tabletten zu schlucken. Medikamente für sie sollten also kleiner sein. Bei außergewöhnlichen Formen wird der Wiedererkennungseffekt größer: Die rautenförmige hellblaue Pille, die 1998 als Viagra® auf den Markt kam, war unverwechselbar.

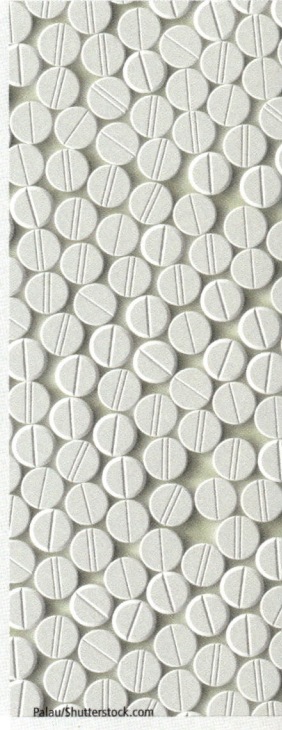

Palau/Shutterstock.com

tige Medikamente von einem solidarischen Gesundheitssystem bezahlt werden können, das irgendwann an die Grenzen des Machbaren stößt. Im angesehenen Wissenschaftsjournal „Blood" haben sich im April 2013 120 internationale Krebsspezialisten für eine Senkung der Preise für Leukämie-Präparate ausgesprochen (Kantarjian 2013). Um das Argument der teuren Entwicklungs- und Produktionskosten für diese hoch spezialisierten Arzneimittel zu entkräften, stellten sie eine einfache Rechnung an: Rund 30.000 Menschen leiden in den USA an chronischer Leukämie, die durchschnittlichen Kosten der Therapie betragen 30.000 Dollar pro Jahr und Patient. Damit bewege sich der Umsatz allein in den Vereinigten Staaten pro Jahr um die 900 Millionen Dollar. Schon mit dem Gewinn daraus müssten die Forschungskosten innerhalb weniger Jahre

Enorme Behandlungskosten

gedeckt sein. Da die Patienten das Medikament lebenslang einnehmen müssen, ergebe sich für die Hersteller ein enormer Profit. Die Resonanz auf den Aufruf der Experten war gering.

Speziell angefertigte Medikamente

In der Apotheke nach einer ärztlichen Verschreibung angefertigte Medikamente nehmen unter den Arzneimitteln einen besonderen Stellenwert ein: Sie werden für jeden Patienten extra hergestellt. In erster Linie denkt man bei diesen Zubereitungen an Salben oder Cremen, die vom Hautarzt verschrieben werden. Tatsächlich liegen die Dermatologen mit 45 Prozent aller verordneten sogenannten Magistralrezepturen vor den Kinderärzten (35 Prozent) und Augenärzten (14 Prozent).

Für diese speziellen Anfertigungen braucht jede Apotheke ein eigenes Labor. Nur so können beispielsweise Augentropfen unter sterilen Bedingungen hergestellt werden. Die Herstellung von Arzneien gehört zu den ureigenen Aufgaben der Pharmazeuten, das Hightech dazu hat sich mit der Zeit entwickelt. Alle Vorschriften für die einzelnen Zubereitungen sind im Europäischen Arzneibuch definiert und gelten daher nicht nur für Österreich, sondern für ganz Europa.

Deklaration der Inhaltstoffe

Beim verschreibenden Arzt muss über jede Verordnung genau Protokoll geführt werden, das gilt auch für Magistralrezepturen und deren Inhaltstoffe. Nach der gültigen Apothekenbetriebsordnung müssen alle wirksamen Bestandteile einer magistralen Zubereitung auf der Verpackung aufgelistet werden. Schlichte Vermerke wie „Salbe" oder „Lösung" ohne weitere Nennung der Inhaltstoffe sind nicht zulässig. Das bringt für Patienten viele Vorteile. So können bei unerwünschten Reaktionen verdächtige Inhaltstoffe rascher identifiziert und in Zukunft vermieden werden.

Trotzdem bekommt man in der Apotheke nicht einfach eine Nachfüllung im mitgebrachten leeren Tiegel. Viele Inhaltstoffe von individuell herstellten Medikamenten sind verschreibungspflichtig, der Weg zum Arzt für ein neues Rezept ist damit unumgänglich.

Außer der Auflistung von Wirkstoffen müssen auf der Verpackung auch Hinweise zur Haltbarkeit und zu besonderen Lagerungsbedingungen zu finden sein. Der meist gewählte Begriff „Zur alsbaldigen Verwendung" besagt, dass das Präparat möglichst in den nächsten sechs bis acht Wochen aufgebraucht werden sollte. Außerdem dürfen die Beschriftungen, um Verwechslungen zu vermeiden, nur mehr direkt auf den Behältnissen selbst und nicht auf dem Deckel angebracht sein.

Hinweise zur Haltbarkeit

Apothekeneigene Arzneispezialitäten

Fast jede Apotheke bietet besondere Arzneimittel an, die sie selbst entwickelt. Dazu gehören Hustensäfte, Kräutertees, Magenbitter, Tonika, Mittel gegen Schlafstörungen oder Muskelkater. Die Rezepturen dafür sind oft über viele Generationen weitergegeben worden.

Solche apothekeneigenen Arzneispezialitäten dürfen laut Arzneimittelgesetz nur aus Bestandteilen hergestellt werden, die nicht der Rezeptpflicht unterliegen, und sie dürfen nur in der Apotheke abgegeben werden, in der sie ganz oder überwiegend hergestellt werden. Die Arzneispezialitäten müssen registriert werden; die Registrierung ist für fünf Jahre gültig, kann aber verlängert werden.

Keine rezeptpflichtigen Bestandteile

Nahrungsergänzungsmittel

Nahrungsergänzungsmittel dienen definitionsgemäß zur Ergänzung der normalen Ernährung und können diese nicht ersetzen. Außerdem gleichen sie einen ernährungsbedingten Mangel an bestimmten Stoffen auch nicht aus – egal was die Werbung nahelegt. Obwohl sie oft so aussehen und obwohl manchmal suggeriert wird, sie könnten Beschwerden lindern oder gar Krankheiten heilen, handelt es sich bei Nahrungsergänzungsmitteln nicht um Arzneimittel, sondern um Lebensmittel. Das bedeutet, dass diese Pillen und Säfte, die Vitamine, Spurenelemente oder andere

Nahrungsergänzungsmittel sind Lebensmittel

Inhaltstoffe enthalten, nicht nach dem Arzneimittelgesetz zugelassen werden und deshalb auch nicht so strenge Kriterien der Wirksamkeit und Sicherheit erfüllen müssen. Um sie auf den Markt zu bringen, ist nicht einmal eine Registrierung oder Meldung erforderlich. „Es gibt gesetzliche Bestimmungen bezüglich der Einstufung als Arzneimittel bzw. als Nahrungsergänzungsmittel; gemäß diesen Bestimmungen hat der Antragsteller sein Produkt einzustufen und zutreffendenfalls einen entsprechenden Antrag bei der Behörde zu stellen", sagt Christa Wirthumer-Hoche, Leiterin der AGES-Medizinmarktaufsicht. „Es kann Produkte geben, bei denen die Klassifikation nicht ganz klar ist, sogenannte ‚Borderline Produkte'. In strittigen Fragen kann auf Antrag eine eigene Kommission im Gesundheitsministerium darüber entscheiden."

Gesetzliche Bestimmungen

Die Vorschriften über Nahrungsergänzungsmittel sind in allen Mitgliedstaaten der Europäischen Union harmonisiert. 2012 legte die EU in Form einer Verordnung fest, welche 222 gesundheitsbezogenen Angaben („health claims") zu Lebensmitteln – und damit zu Nahrungsergänzungsmitteln – zulässig sind. So darf auf den Packungen und in der Werbung für Nahrungsergänzungsmittel beispielsweise nicht behauptet werden, dass bei einer ausgewogenen, abwechslungsreichen Ernährung die Zufuhr angemessener Nährstoffmengen nicht möglich sei. Angaben wie: „… aufgrund unserer verarmten Böden ist eine ausreichende Mineralstoffversorgung grundsätzlich nicht mehr möglich" sind nicht zulässig.

Gesundheitsbezogene Angaben

Hingegen muss auf dem Etikett die Menge der Nährstoffe oder sonstigen Stoffe mit ernährungsspezifischer oder physiologischer Wirkung, die das Mittel enthält, stehen, und zwar im Verhältnis zur empfohlenen Tagesdosis. Zudem muss angegeben sein, wie das Mittel einzunehmen ist und dass die empfohlene Tagesdosis nicht überschritten werden darf. Gerade das ist mitunter nicht einfach. Zwar ist die empfohlene Tagesdosis („recommended daily allowance" RDA) von der EU festgelegt. Doch erstens ist das Wissen um den tatsächlichen Bedarf an Vitaminen und Mineralstoffen noch recht begrenzt; fest steht nur, dass Menschen in verschiedenen Lebenssituationen unterschiedlich viel von einzelnen Nährstoffen benötigen. Und deshalb wird zweitens die RDA alle paar Jahre nach dem neuesten Stand der Wissenschaft geändert.

Empfohlene Tagesdosis

Oft wird auf den Packungen auch ein UL-Wert angegeben. Er darf nicht mit der RDA verwechselt werden. Denn er bezeichnet den „tole-

Darauf sollte man achten

Das deutsche Verbraucherzentrum Schleswig-Holstein hat einige Werbe-aussagen zusammengetragen, die vorsichtig machen sollten. Misstrauen ist angesagt, wenn das Produkt

- besondere Attraktivität erhält, weil es aus exotischen Gegenden wie dem Regenwald oder dem Himalaya stammt;
- angeblich dort hilft, wo die Schulmedizin versagt;
- gegen eine Vielzahl verschiedener Erkrankungen helfen soll, die nichts miteinander zu tun haben, beispielsweise Akne, Aids, Diabetes, Krebs, Neurodermitis, Rheuma;
- als ganz natürlich und frei von Nebenwirkungen angepriesen wird;
- angeblich Nebenwirkungen schulmedizinischer Verfahren lindert;
- in dieser Qualität nur zeitlich begrenzt oder bei Beratern einer be-stimmten Firma erhältlich ist;
- angeblich schon seit Jahrzehnten oder Jahrhunderten verwendet, aber von der Schulmedizin nicht anerkannt wird;
- so erfolgreich sein soll, dass unverständlich bleibt, warum keine Zulassung als Arzneimittel existiert. (Als Begründung folgt meist, dass auf Pflanzen keine Patente angemeldet werden können.)

Quelle: Verbraucherzentrale Schleswig-Holstein (2013)

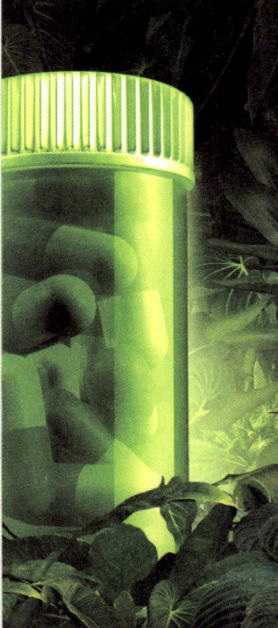

Lightspring/Shutterstock.com

rable upper intake level", also jene Höchstmenge, die langfristig täglich ohne Schäden eingenommen werden kann.

Obwohl Ernährungsexperten und Verbraucherschützer immer wieder darauf hinweisen, dass Menschen, die sich normal ernähren, keine zu-sätzlichen Vitamine und Mineralstoffe benötigen, boomt das Geschäft. Rund 40 Prozent der Österreicher nehmen die bunten Pillen regelmäßig ein. 76,5 Millionen Euro setzten allein österreichische Apotheken 2012 damit um. Dabei hat sich anhand etlicher Studien gezeigt, dass hoch dosierte Vitamine nicht gesünder machen. Oft sogar im Gegenteil (▶ Seite 122).

40 Prozent der Österreicher nehmen Nahrungs-ergänzungsmittel

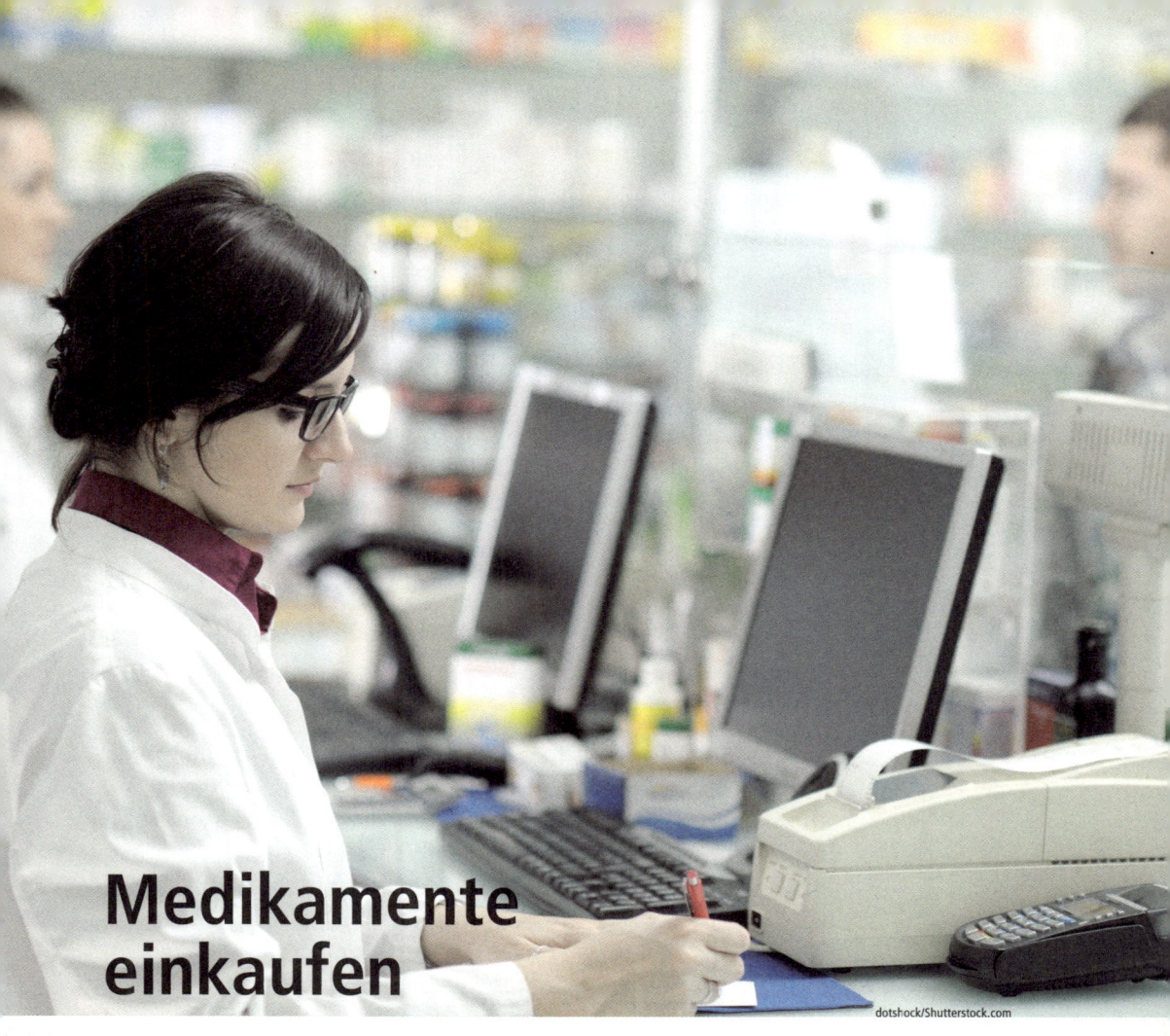

dotshock/Shutterstock.com

Medikamente einkaufen

In Österreich ist streng geregelt, wo Arzneimittel vertrieben werden dürfen. Nach und nach werden die Bestimmungen gelockert.

Traditionell kann man in Österreich sowohl rezeptfreie als auch rezept-pflichtige Medikamente ausschließlich in öffentlichen Apotheken und ärztlichen Hausapotheken erwerben. Derzeit scheint sich das etwas zu lockern (▶ Seite 51), doch insgesamt ist das Apothekenwesen in Österreich immer noch stark reguliert. Es herrscht ein sogenannter Gebietsschutz; so muss die Mindestentfernung zwischen zwei öffentlichen Apotheken 500 Meter betragen. Außerdem müssen im Umkreis von vier Kilometern jeder Apotheke rund 5.500 Personen mit Medikamenten zu versorgen sein und es muss ein Arzt in der Gemeinde ansässig sein (der allerdings nicht selbst eine Apotheke führt).

Strenge Regulation *(margin note)*

Öffentliche Apotheken und Krankenhausapotheken

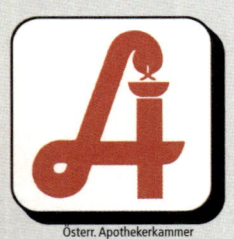

Österr. Apothekerkammer

Derzeit stehen im gesamten Bundesgebiet mehr als 1.300 Apotheken zur Verfügung. Sie sind alle privatwirtschaftlich als unabhängige Betriebe geführt und verfügen über eine behördliche Bewilligung (Konzession). Dazu kommen noch 26 Filialapotheken (jede öffentliche Apotheke darf maximal eine solche Filiale betreiben). Eine durchschnittliche Apotheke hält ca. 6.000 unterschiedliche Medikamente auf Lager, das sind in Summe rund 18.500 Arzneimittelpackungen. Zwar ist es möglich, dass die Apotheken direkt von den pharmazeutischen Unternehmen beliefert werden, doch das kommt eher selten vor. Normalerweise beziehen Apotheken die Ware über den Großhandel, und das bis zu drei Mal am Tag. Derzeit sind 35 Unternehmen im Pharmagroßhandel tätig (Hofmarcher 2013).

46 der 270 Krankenhäuser beherbergen eine Anstaltsapotheke, die ausschließlich der inneren Versorgung des Spitals dient. Fünf der Krankenhausapotheken betreiben auch eine öffentliche Apotheke. In den Krankenhäusern ohne eigene Anstaltsapotheke gibt es Arzneimitteldepots, die von öffentlichen Apotheken oder von Anstaltsapotheken beliefert werden.

Anstaltsapotheken und Arzneimitteldepots *(margin note)*

Abgesehen davon, dass auch die Betriebszeiten und die Bereitschaftsdienste in der Nacht, an Wochenenden und Feiertagen streng geregelt sind, dürfen öffentliche Apotheken derzeit höchstens im Umkreis von sechs Kilometern Zustelldienste für nicht mobile oder bettlägrige Patienten anbieten. In Wien gibt es einen eigenen Taxi-Zustelldienst, der ein Rezept vom Patienten abholt, das Medikament in der Apotheke besorgt und dann zum Patienten liefert. Dieser Service ist allerdings kostenpflichtig.

Für die Ausübung des Apothekerberufs ist eine allgemeine Berufsberechtigung erforderlich. Für die muss zuerst an einer österreichischen Universität der akademische Grad eines Magisters der Pharmazie erworben oder ein ausländischer Studienabschluss entsprechend nostrifiziert werden. Anschließend müssen eine einjährige Fachausbildung in einer Apotheke und eine Prüfung für den Apothekerberuf vor der Kommission der Österreichischen Apothekerkammer absolviert werden.

Allgemeine Berufsberechtigung für Apotheker

Beratung in öffentlichen Apotheken

Die Prüfung von Arzneimitteln, die Abgabe apothekenpflichtiger Medikamente sowie die Beratungs- und Informationstätigkeit über Arzneimittel gehören laut Gesetz zu den Aufgaben von Apothekerinnen und Apothekern. Im Zuge dieser Beratung sollte noch einmal erklärt werden, wie die vom Arzt verordneten Medikamente anzuwenden sind und welche Neben- oder Wechselwirkungen mit anderen Arzneimitteln sie haben können.

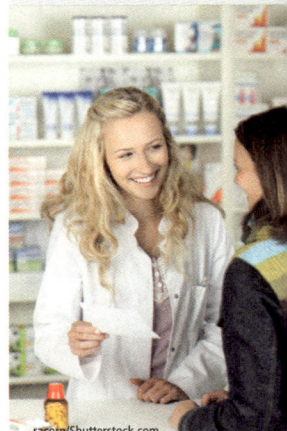
racorn/Shutterstock.com

Wie gut die Beratung in Österreichs Apotheken tatsächlich ist, untersucht der Verein für Konsumenteninformation (VKI) in regelmäßigen Abständen. Nicht zuletzt aufgrund etlicher Imagekampagnen der Österreichischen Apothekerkammer ist die Erwartungshaltung an die Pharmazeuten betreffend ihre Informationstätigkeit hoch. In einem Test besuchten zwei Personen – eine benötigte Hilfe für ihr hustendes und schniefendes Kleinkind, die andere wollte ihr Übergewicht reduzieren – 31 Apotheken in 7 österreichischen Landeshauptstädten. Das Ergebnis war eher ernüchternd. Bis auf eine einzige Apotheke verkauften alle der abnehmwilligen Testerin mehr oder weniger zweifelhafte Produkte zum Gewichtsabbau – meist ohne sich nach dem Gesundheitszustand der Frau zu erkundigen oder danach, wie viel sie abnehmen wolle. Auf einen möglichen Jo-Jo-Effekt wurde sie nur drei Mal hingewiesen.

Beratungs-
qualität lässt zu
wünschen übrig

Was das vermeintlich erkältete Kind anlangte, wäre es beim Arzt besser aufgehoben, resümierten die VKI-Tester. Fragen zur Vorgeschichte der Erkrankung wurden von den getesteten Apothekern nicht gestellt, allerhöchstens erkundigte man sich nach dem Alter des Kindes. Neun Apotheker wollten nicht einmal wissen, wie lange die Krankheitssymptome bereits bestanden. 26 Mal wurde der Testperson mindestens ein fiebersenkendes Medikament ausgehändigt. Da der kleine Patient noch keine drei Jahre alt war, wäre für alle verkauften Präparate ein ärztliches Rezept notwendig gewesen. Zwar ist eine Abgabe von rezeptpflichtigen Medikamenten ohne Rezept prinzipiell möglich, wenn es sich um einen Notfall handelt (▶ Seite 53), allerdings wurde die Testerin in keinem einzigen Fall darauf hingewiesen. Immerhin: Antibiotika, die die Testerin ebenfalls ausdrücklich verlangte, wurden in keiner der getesteten Apotheke verkauft. Und der besorgten Mutter wurde in den meisten Fällen nahegelegt, einen Arzt aufzusuchen – freilich erst, nachdem sie mit Medikamenten eingedeckt worden war.

Resümee: Trotz einiger Lichtblicke lässt die Beratungsqualität in österreichischen Apotheken zu wünschen übrig (KONSUMENT 2009a).

Ärztliche Hausapotheken

Gesetzesänderung
bei Hausapotheken

Im ländlichen Raum erfolgt die Arzneimittelversorgung auch durch die rund 900 Hausapotheken von niedergelassenen Allgemeinmedizinern – ein österreichisches Spezifikum. Sie haben freilich nur ein beschränktes Kontingent an Medikamenten vorrätig, müssen mindestens sechs Kilometer von einer öffentlichen Apotheke entfernt sein und dürfen Arzneimittel nur an von ihnen behandelte Patienten abgeben. Durch eine Gesetzesänderung aufgrund von EU-Vorgaben sollen ab 2018 Hausapotheken in Gemeinden mit zwei oder mehr Ärzten ihre Bewilligung verlieren, wenn einer öffentlichen Apotheke die Konzession erteilt wird.

Die Diskussion über das Für und Wider von ärztlichen Hausapotheken wird schon lange geführt. Für Landärzte bedeutet eine Hausapotheke ein zusätzliches Einkommen. Fällt das weg, wird es laut Ärztekammer immer weniger attraktiv, sich auf dem Land niederzulassen. Kritiker be-

Nicht EU-konform

Im Februar 2014 hat der Europäische Gerichtshof (EuGH) Österreich wegen der strengen Bedarfsregelung hinsichtlich der Eröffnung neuer Apotheken verurteilt, weil er die Versorgungssicherheit gefährdet sieht. „Die in Österreich bei der Neuerrichtung von Apotheken angewandten demografischen Kriterien sind nicht mit der Niederlassungsfreiheit vereinbar", hieß es in dem Urteil (Der Standard 2014). Außerdem bestehe aufgrund der starren Regelung keine Möglichkeit, auf spezifische örtliche Verhältnisse Rücksicht zu nehmen. Anlass war die Klage einer oberösterreichischen Apothekerin, der die Behörde die Bewilligung zur Errichtung einer Apotheke versagt hatte, da die bereits bestehende Apotheke dann im Umkreis von vier Kilometern weniger als 5.500 Personen zu versorgen gehabt hätte, wie es das Gesetz vorsieht.

Die Apothekerkammer hält die Bedarfsregelung im Hinblick auf eine flächendeckende Versorgung mit Arzneimitteln und Gesundheitsdienstleistungen nach wie vor für sinnvoll. Nur „in einem [diesem] Detail muss das Gesetz nachjustiert werden, damit die Versorgung weiter optimiert werden kann", sagt der Präsident der Österreichischen Apothekerkammer Max Wellan. Die Ärztekammer hingegen sieht im Entscheid des EuGH eine Bestätigung für die Notwendigkeit von ärztlichen Hausapotheken.

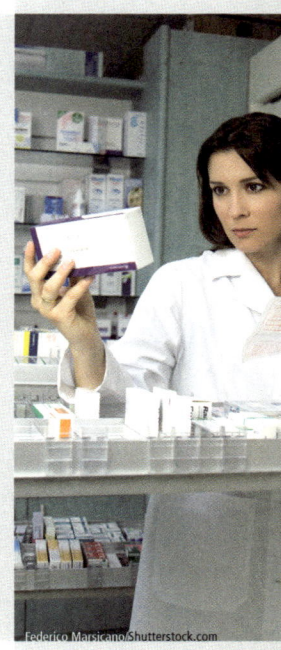

Federico Marsicano/Shutterstock.com

mängeln, dass sich Ärzte durch die Rabatte bereichern und nicht unvoreingenommen therapieren könnten, wenn sie an der Verschreibung eines Medikaments verdienen.

Internet- und Versand-Apotheken

Eine EU-Richtlinie aus dem Jahr 2011 schreibt vor, dass die Fernabgabe, also der Versand von rezeptfreien Medikamenten, auch österreichischen Apotheken erlaubt werden muss. Doch die Umsetzung verzögert sich, da sich jede Online-Apotheke erst zertifizieren lassen muss. Die Interessenvertretungen der heimischen Apotheker lehnen den Versandhandel ab, weil er, so die Argumentation, nicht zur Nahversorger-Philosophie

Fernabgabe muss erlaubt werden

der Apotheker passe. „Wir erachten Nahversorgung für wichtiger als Fernabsatz", sagt Max Wellan, Präsident der Österreichischen Apothekerkammer. „Alle Regelungen und Systeme pro Versorgung und Nähe und gegen Geschäftemacherei aus der Ferne sind daher im Sinne der Patienten – und finden unsere Unterstützung." Außerdem wolle man im Gesundheitssektor keinen Preiswettbewerb (Staudacher 2014). Trotzdem hat der Apothekerverband im April 2014 den Service apodirekt.at gestartet, ein Mittelding zwischen Internet- und öffentlicher Apotheke. Man kann zwar Medikamente online aussuchen und bestellen, muss sie aber trotzdem von der nächstgelegenen Apotheke abholen.

Ausländische Apotheken hingegen dürfen Arzneimittel schon jetzt zu österreichischen Konsumenten schicken, sofern der Versandhandel im Ursprungsland erlaubt ist. Als Vorteile der Bestellung im Internet werden die Bequemlichkeit – man braucht zum Kauf eines Medikaments das Haus nicht zu verlassen –, aber auch die Möglichkeit des Preisvergleichs bzw. Preisvorteile genannt.

Laut Arzneiwareneinfuhrgesetz dürfen per sogenanntem Fernabsatz jedoch nur rezeptfreie Mittel für den persönlichen Bedarf (maximal drei Packungen eines Medikaments) mit österreichischer Zulassungsnummer bestellt und bezogen werden. Das Gesetz wurde 2011 verschärft, um mehr Schutz vor gefälschten und gesundheitsschädlichen Medikamenten zu bieten und eine effizientere Überwachung und Kontrolle der Arzneiwareneinfuhr zu ermöglichen. Wichtig zu wissen: Wer in Österreich nicht zugelassene Medikamente bestellt, macht sich strafbar. „Die Zollorgane sind verpflichtet, Medikamente, die entgegen dem bestehenden Verbot im Fernabsatz, also über das Internet bestellt wurden, zu beschlagnahmen – und letztlich zu vernichten. Die Kosten dafür trägt der Besteller – und im Wiederholungsfall drohen Verwaltungsstrafen von bis zu 7.260 Euro", heißt es dazu im Bundesministerium für Finanzen. Konsequent überwacht wird von den Behörden allerdings lediglich die Einfuhr aus sogenannten Drittstaaten. Für Sendungen, die innerhalb der EU aufgegeben werden, sind laut österreichischem Zoll nur Stichproben vorgesehen.

2011 wollte der Verein für Konsumenteninformation VKI wissen, ob sich reguläre Versandapotheken im EU-Ausland, die im Gegensatz zu sonstigen Versendern einen gewissen Vertrauensvorschuss beim Konsumenten genießen, an die Gesetzeslage in Österreich halten. Dazu wurden

„Nahversorgung wichtiger als Fernabsatz"

Nur rezeptfreie Mittel für den Eigenbedarf

Rezeptpflicht

Ob ein Arzneimittel rezeptpflichtig ist, hängt davon ab, ob es „auch bei bestimmungsgemäßem Gebrauch das Leben oder die Gesundheit von Menschen ohne ärztliche Überwachung gefährden kann", sagt das Rezeptpflichtgesetz. Entschieden wird über die Verschreibungspflicht durch die Rezeptpflichtkommission (► Seite 25). „Jedes neu zugelassene Medikament mit einem neuen Wirkstoff ist zuerst rezeptpflichtig", sagt Christa Wirthumer-Hoche, Leiterin der AGES-Medizinmarktaufsicht. Nach einigen Jahren, wenn es mehr Daten über die sichere Anwendung zum Medikament gibt, kann der Hersteller einen Antrag auf Befreiung von der Rezeptpflicht stellen.

Rund 20 Prozent aller in Österreich zugelassenen Arzneispezialitäten sind rezeptfrei. Sie werden auch als „OTC" bezeichnet, nach dem englischen Ausdruck „over the counter", was so viel heißt wie „über den Ladentisch verkauft". Grundsätzlich rezeptpflichtig sind sämtliche Arzneimittel, die mittels Injektion oder Infusion verabreicht werden müssen. Manche Medikamente sind zwar für Erwachsene rezeptfrei, für Kinder aber rezeptpflichtig. Über die Altersgrenzen gibt der Beipacktext Auskunft. Ob die Aufhebung der Rezeptpflicht tatsächlich immer eine sinnvolle Entscheidung ist, darüber gibt es auch unter Fachleuten unterschiedliche Meinungen. Ein Beispiel sind Magenschutzpräparate, von denen einige seit ein paar Jahren nicht mehr rezeptpflichtig sind. In verschiedenen Studien hat sich jedoch gezeigt, dass diese häufig verwendeten Mittel durchaus gesundheitsgefährdend sein können. So können sie beispielsweise Nahrungsmittelallergien hervorrufen (Pali-Schöll und Jensen-Jarolim 2011).

Ein Rezept muss nicht nur Angaben zum Patienten und zum verschreibenden Arzt enthalten, sondern auch die Information, wie und in welcher Dosierung das Medikament anzuwenden ist. Sofern nicht ein kürzerer Zeitraum angegeben ist, ist das Rezept zwölf Monate gültig. Werden die Kosten für das Arzneimittel von der jeweiligen Sozialversicherung getragen, muss das Rezept (Kassenrezept) jedoch binnen eines Monats nach Ausstellung eingelöst werden. Auch wenn die Krankenkassen die Kosten für das Medikament übernehmen, ist ein Selbstbehalt zu leisten (Rezeptgebühr). Diese Kostenbeteiligung wird direkt in der Apotheke einhoben und an die entsprechende Krankenkasse weitergeleitet. Die Rezeptgebühr gilt immer pro verschriebenes Medikament, und sie gilt auch für nicht rezeptpflichtige Arzneimittel. Ist ein Medikament billiger als die derzeit 5,40 Euro Rezeptgebühr, dann ist der tatsächliche Preis zu bezahlen. Personen mit geringem Einkommen oder chronischen Erkrankungen können sich auf Antrag von der Rezeptgebühr befreien lassen. Rezeptpflichtige Medikamente können von Apotheken in Notfällen auch ohne Rezept ausgehändigt werden. Ob es sich um einen Notfall handelt oder nicht, entscheidet der Apotheker.

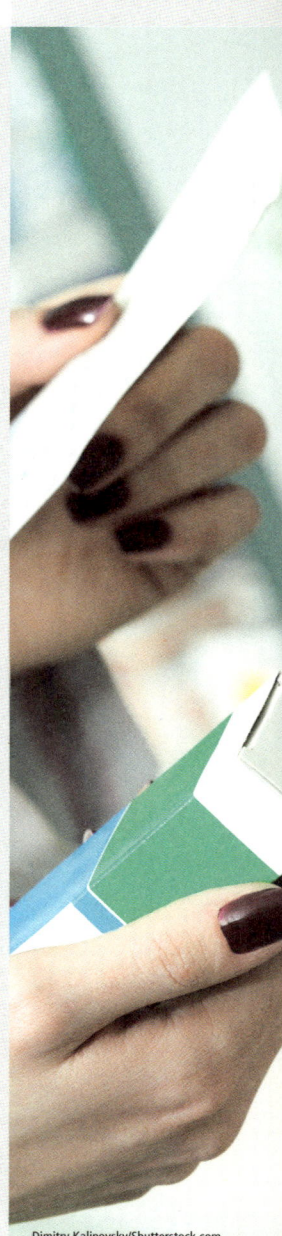

Dimitry Kalinovsky/Shutterstock.com

bei insgesamt 16 Apotheken in Deutschland, Großbritannien, den Niederlanden und Tschechien Bestellungen aufgegeben. Es handelte sich dabei um Schmerzmittel, fiebersenkende Präparate oder Abführmittel, die teilweise – anders als in den Herkunftsländern – in Österreich rezeptpflichtig sind.

Resultat: Von den 16 getesteten Versandapotheken hielten sich nur 6 an das österreichische Arzneiwareneinfuhrgesetz. Fünf Apotheken in Deutschland und eine in den Niederlanden verweigerten einen Versand nach Österreich. Auf Nachfrage via E-Mail hieß es, dass eine Lieferung aus rechtlichen Gründen nicht möglich sei. Die anderen schickten auch in Österreich nicht zugelassene Medikamente. Das ist illegal und folglich für den Kunden auch in rechtlicher Hinsicht riskant, da er sich schon bei einer Bestellung von in Österreich nicht zugelassenen Präparaten strafbar macht. Zudem stellte der VKI fest, dass im Internet auch kaum Beratung stattfindet, wie das in Apotheken laut Apothekengesetz sein sollte. Und die Preisunterschiede sind teilweise beträchtlich. So fielen für eine Sendung in vergleichbarem Umfang zwischen 32,48 Euro und 81,02 Euro an Kosten an. Fazit: Ein Medikamentenkauf per Internet kann mit unkalkulierbaren gesundheitlichen und rechtlichen Risiken verbunden sein (KONSUMENT 2011).

Nicht alle Versandapotheken halten sich an das Gesetz

Drogeriemärkte

Drogerien und Drogeriemärkte sind in Österreich nicht berechtigt, Arzneimittel zu vertreiben. Trotzdem treten ihre Interessenvertreter seit einiger Zeit für eine Liberalisierung des Arzneimittelmarktes ein. Zwei große Drogeriemarktketten starteten bereits Kooperationen mit schweizerischen und deutschen Versandapotheken. Das Angebot für Kunden besteht darin, dass rezeptfreie Arzneimittel via Internet, Telefon oder Fax bei der Versandapotheke bestellt werden und schließlich im Drogeriemarkt abgeholt werden können. Unter einer Telefonhotline ist pharmazeutisches Fachpersonal für Fragen und Auskünfte erreichbar.

Drogeriemärkte sind für Liberalisierung

Der virtuelle Doktor

Eine Sonderstellung nimmt das Internetportal DrEd ein. Es ist eine in London beheimatete virtuelle Arztpraxis, die Diagnosen stellt und (auch rezeptpflichtige) Medikamente verschreibt. Das ist zwar gesetzeskonform, der Verein für Konsumenteninformation warnt jedoch, die Dienste des Doktors in Anspruch zu nehmen. In einem Test hat sich nämlich herausgestellt, dass in der Praxis Fehler gemacht werden. So hatte eine Testperson angegeben, ins Hochland von Äthiopien zu reisen und deshalb ein Malariamedikament zu benötigen. Sie bekam die gewünschte Verordnung, obwohl für die bereiste Region gar keine Malariaprophylaxe notwendig ist. Außerdem waren die Informationen zu Medikamenteneinnahme falsch (KONSUMENT 2013a, ► Seite 153).

Die Apothekerkammer hatte unmittelbar nachdem DrEd seine Dienste auch in Österreich angeboten hatte, die Apotheker aufgerufen, bei den online ausgestellten Rezepten besondere Sorgfalt walten zu lassen. In einem zweiten Test wollten die Konsumentenschützer dann wissen, wie Apothekerinnen und Apotheker reagieren, wenn jemand ein Rezept für ein Medikament vom Onlinedoktor einlösen möchte – in diesem Fall das potenzsteigernde Viagra®, zumal gerade solche Arzneimittel besonders häufig im Internet bezogen werden.

Im Beipacktext von Viagra® findet sich der Warnhinweis, dass die Erektionsstörung (erektile Dysfunktion) mittels körperlicher Untersuchung vor Beginn einer medikamentösen Therapie diagnostiziert werden sollte. Dass eine solche Untersuchung erfolgte, ist bei einem Rezept, das auf einer per Internet erstellten Ferndiagnose beruht, auszuschließen. In acht von zehn getesteten Apotheken wurde der 70-jährige Tester, der das Rezept einlösen wollte, weder auf mögliche Herz-Kreislauf-Probleme angesprochen noch danach gefragt, ob er Viagra® zuvor bereits einmal eingenommen habe. Auch nach dem letzten Besuch beim Hausarzt und danach, ob die Verschreibung mit diesem besprochen worden sei, wurde er nicht gefragt. Der in Viagra® enthaltene Wirkstoff Sildenafil kann nämlich zu allerlei unerwünschten Wirkungen führen. Zudem wurde in einer der zehn Apotheken sogar ein Präparat mit dem doppelten Wirkstoffgehalt ausgegeben – mit dem Hinweis, der Mann könne die Tablette ja teilen.

Fazit: Eine seriöse Nutzen-Risiko-Abklärung zur Einnahme von potenzfördernden Medikamenten wie Viagra® ist über eine Onlineordination kaum möglich. Dass Apothekerinnen und Apotheker beim Einlösen des Rezeptes auf mögliche Gefahren hinweisen, ist nicht unbedingt zu erwarten (KONSUMENT 2013b, ► Seite 153).

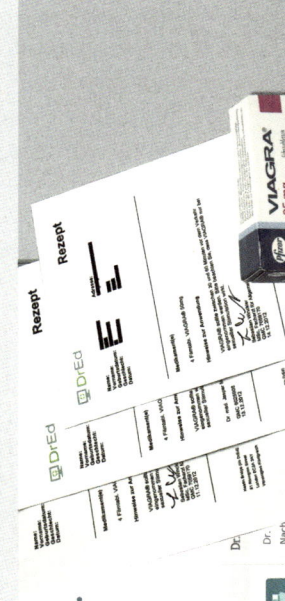

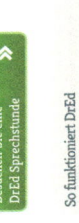

DrEd. Ihr Arzt im Netz.

Erfahren, einfach und sicher.

Einkauf im Ausland

Vor allem in Urlaubsländern sind Medikamente häufig deutlich billiger als in Österreich; überdies kann man viele hierzulande rezeptpflichtige Mittel anderswo auch rezeptfrei erhalten. Manche Reiseportale stellen sogar Preislisten für Medikamente ins Internet. Abgesehen davon, dass es gewisse gesetzliche Vorschriften über den Bezug von Medikamenten im Ausland gibt (▶ Seite 140), ist nicht immer einfach zu erkennen, ob es sich tatsächlich um das Medikament handelt, das man benötigt. Häufig gibt es Produkte mit ähnlicher Wirkstoffzusammensetzung unter anderem Namen. Ob diese aber dem heimischen Produkt genau entsprechen, kann nur ein Fachmann beurteilen. Man sollte daher auch im Ausland keine Medikamente ohne Beratung durch Arzt oder Apotheker kaufen – und keinesfalls von einem fliegenden Händler auf der Straße.

Anderswo haben Medikamente oft andere Namen

Ein Grund für die günstigeren Preise ist (abgesehen von Medikamentenfälschungen aus dubiosen Quellen, ▶ Seite 57) der unterschiedliche Mehrwertsteuersatz; beispielsweise fünf Prozent in Tschechien und Ungarn, während in Österreich zehn Prozent anfallen. Insgesamt bewegen sich die Preise für Medikamente in Österreich im europäischen Mittelfeld. So liegt der Arzneimittelverkaufspreis pro Packung durchschnittlich bei 16,62 Euro inklusive Mehrwertsteuer. In Deutschland kostet eine Packung Arzneimittel im Durchschnitt 28,01 Euro, in Dänemark gar 38,20 Euro. Wesentlich billiger sind Medikamente in Großbritannien (8,70 Euro) oder in Frankreich (10,20 Euro) (ÖAK 2013).

Die EU-Richtlinie über Patientenrechte in der grenzüberschreitenden Gesundheitsversorgung sieht unter anderem eine engere Zusammenarbeit der Mitgliedstaaten im Sinne der Patienten vor. Das heißt, es soll demnächst weniger kompliziert werden als bisher, sich im EU-Ausland behandeln zu lassen. Vorgesehen in der Richtlinie ist auch, dass Rezepte aus einem anderen EU-Land überall in der EU eingelöst werden können. Wie das funktionieren soll, ist allerdings noch nicht bekannt. Die Richtlinie hätte bereits im Herbst 2013 in nationales Recht umgesetzt sein sollen. In Österreich und in etlichen anderen Ländern ist das bisher nicht der Fall. An der Umsetzung wird jedoch gearbeitet, ein entsprechendes Gesetz ist in Österreich in Vorbereitung.

Zusammenarbeit im Sinne der Patienten

Derzeit dürfen Urlauber laut Arzneiwareneinfuhrgesetz Arzneimittel aus dem Ausland, und zwar auch aus dem EU-Ausland, nur in einer dem üblichen persönlichen Bedarf des Reisenden oder dem Bedarf eines mitreisenden Tieres entsprechenden Menge mitbringen. Wer auf der Heimreise säckeweise Medikamente im Gepäck hat, dem droht eine Geldstrafe von 3.600 Euro, im Wiederholungsfall von 7.200 Euro.

Arzneimittelfälschungen

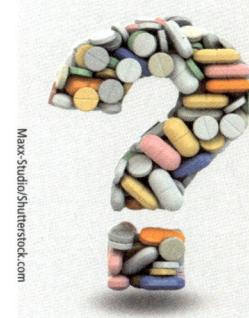

Produktfälschungen beschränken sich nicht auf Billigkopien von Hermès-Schals, die man an den Stränden von Marokko kaufen kann, oder vermeintliche Chanel-Taschen im Bazar von Istanbul. Vor einigen Jahren hat die Produktpiraterie ein neues, einträgliches Geschäftsfeld gefunden: das Fälschen von Medikamenten. Dahinter stecken nicht bloß ein paar kleine Ganoven, sondern gut organisierte, oft internationale Verbrecherbanden. Denn mittlerweile ist mit gefälschten Arzneimitteln zehnmal so viel Geld zu verdienen wie mit Drogenhandel. Die Fälscher sind äußerst schwierig ausfindig zu machen. Sie schicken die Ware, die oft über professionell aussehende Internetportale angeboten und vertrieben wird, per Post, Paket- oder Kurierdienst in alle Welt.

Schätzungen der Weltgesundheitsorganisation WHO zufolge ist bereits jedes zweite im Internet gekaufte Medikament eine Fälschung. Das Problem dabei ist, dass die Anwendung lebensgefährlich sein kann. Denn die kopierten Präparate enthalten oft nicht den angegebenen Wirkstoff oder nur einen Bruchteil davon. Aus Asien und Afrika ist bekannt, dass aufgrund von gefälschten Malaria-Medikamenten, die keinerlei wirksame Substanz enthalten, jährlich Tausende Menschen zu Tode kommen.

Oft stecken direkt gesundheitsschädliche Substanzen in den Medikamentenkopien. Bei Untersuchungen beschlagnahmter Fälschungen in Kontrolllabors wurden bereits Substanzen wie Möbelpolitur, Straßenfarbe und sogar Rattenkot nachgewiesen. Dass die Präparate – meist in Indien oder Singapur – unter Bedingungen produziert werden, die nicht im Entferntesten den Vorschriften der „good manufacturing practice" (▶ Seite 23) entsprechen, versteht sich von selbst. Wie das dann aussehen kann,

Maxx-Studio/Shutterstock.com

Fälschungen können lebensgefährlich sein

schildern Zöllner im Produktpirateriebericht des Finanzministeriums so: „Bei der Kontrolle einer Medikamentensendung war bereits mit freiem Auge erkennbar, dass die Pillen in der Blisterverpackung einen massiven Schimmelbefall aufwiesen. Selbst das hat die kriminellen Drogenbosse nicht davon abgehalten, diesen Ramsch über das Internet zu verkaufen."

Frappierende Ähnlichkeit mit dem Original

Trotzdem sind die Mittel in Verpackung und Aufmachung den Originalpräparaten frappierend ähnlich. „Tatsächlich geben Arzneimittelfälscher heute weit mehr Geld für die Gestaltung ihrer professionellen Webseiten und möglichst echt aussehenden Verpackungen aus als für das Produkt selbst", sagt Christoph Baumgärtel von der AGES-Medizinmarktaufsicht. Inzwischen würden „sogar Hologramme und weitere Sicherheitsmerkmale täuschend echt gefälscht". Und zuweilen findet sich sogar die Kennzeichnung des Handelsnamens für Blinde in der Brailleschrift auf der Verpackung (Baumgärtel 2014).

2012 enthielt jede vierte vom österreichischen Zoll aufgegriffene Sendung mit Fälschungen Medikamentenplagiate. Insgesamt wurden in diesem Jahr bei 630 Aufgriffen 33.404 Arzneimittelkopien beschlagnahmt. Allein am Wiener Flughafen Schwechat fanden die Zöllner bei Kontrollen im Reiseverkehr im selben Jahr 31.999 geschmuggelte Medikamente. Bei ungefähr 60 Prozent der Pillen handelte es sich vermutlich um Plagiate. Laut Produktpirateriebericht des Finanzministeriums wird die Hitliste der vom Zoll beschlagnahmten gefälschten Arzneimittel nach wie vor von sogenannten Lifestylepräparaten, hauptsächlich Potenzmitteln, Diätpillen und Haarwuchspräparaten, angeführt.

Die Kontrollen im österreichischen Gesundheitssystem verhindern derzeit weitestgehend das Einschleusen von Fälschungen, die in Apotheken vertrieben oder in Krankenhäusern verwendet werden. Bisher ist in den öffentlichen Apotheken noch kein gefälschtes Medikament aufgetaucht. Trotzdem müssen laut EU-Richtlinie alle Mitgliedstaaten bis 2017 ein System einrichten, das es ermöglicht, rezeptpflichtige Arzneimittel besser von Fälschungen unterscheiden zu können. Dazu sollen die einzelnen Medikamentenpackungen mit bestimmten Sicherheitsmerkmalen ausgestattet werden. In Deutschland ist derzeit ein Modell in der Testphase. Dabei werden die Daten des Strichcodes auf der Packung elektronisch mit jenen des Herstellers abgeglichen, sobald das Medikament in der Apotheke eingescannt wird (Pharmig 2013).

Strenge österreichische Kontrollen

Lieferengpässe

Pharmazeutische Unternehmen haben nach dem Arzneimittelgesetz „eine angemessene und kontinuierliche Bereitstellung der Arzneispezialität ... sicherzustellen, damit der Bedarf der Patienten im Inland gedeckt ist". Dass die Pharmaindustrie in Sachen Liefertreue einmal in Schwierigkeiten kommen könnte, galt noch vor wenigen Jahren als undenkbar. Doch neuerdings können Patienten nicht mehr sicher sein, dass bei ihrem Aufenthalt im Krankenhaus die richtigen Arzneimittel zur Verfügung stehen. Immer öfter kommt es zu Lieferengpässen, und das nicht nur vorübergehend. „Das Phänomen Lieferengpass hat sich als dauerhaftes Faktum etabliert", sagt Thomas Langebner, Leiter der Anstaltsapotheke im Krankenhaus der Barmherzigen Schwestern Linz. Hauptsächlich betroffen sind Krebsmittel, Antibiotika, Kortisone und Mittel zur Blutverdünnung. Oft handelt es sich dabei um injizierbare Medikamente, für die das Patent bereits ausgelaufen ist.

Dergleichen Engpässe haben mehrere Gründe:

Immer häufiger Probleme mit der Lieferung

- Die Herstellung von pharmazeutischen Rohstoffen wurde in Billiglohnländer wie etwa nach Südostasien ausgelagert; dort kommt es öfter zu Qualitätsproblemen, Chargen müssen zurückgezogen werden.
- Ähnliches gilt für Präparate, die in älteren Produktionsanlagen hergestellt werden.
- Um Lagerkosten zu sparen, erfolgt die Produktion zeitnah; Überkapazitäten wirken sich negativ auf die Bilanz aus.
- Etliche Mittel werden nur mehr an wenigen Produktionsstandorten hergestellt (Langebner 2013).

Zahlreiche Gründe

Um die Krankenhäuser auf dem Laufenden zu halten, startete die Europäische Arzneimittelbehörde EMA Ende 2013 eine online einsehbare Liste jener Arzneimittel, bei denen es knapp wird. Dieser Katalog ist jedoch nicht vollständig, da viele Lieferschwierigkeiten nur auf Ebene der einzelnen Mitgliedstaaten bestehen. Auch das österreichische Bundesamt für Sicherheit im Gesundheitswesen BASG informiert nunmehr laufend über Knappheiten. Das ist allerdings auch nicht unproblematisch.

Liste der knappen Arzneimittel

Beeinträchtigte Patientensicherheit

Experten befürchten, dass es durch solche Warnungen zu Hamsterkäufen kommen könnte, die die Engpässe noch verschlimmern.

Die Folgen davon, dass manche Medikamente zeitweise nicht lieferbar sind, sind vielfältig. „Lieferengpässe und der dadurch erforderliche häufigere Wechsel von Präparaten führen dazu, dass Stationen zu horten beginnen, Patienten verunsichert werden und Ärzte verärgert sind", sagt Krankenhausapotheker Langebner. Auch die Patientensicherheit ist beeinträchtigt. Andere Mengen- und Dosierangaben auf ersatzweise eingesetzten Medikamenten können zu Behandlungsfehlern führen.

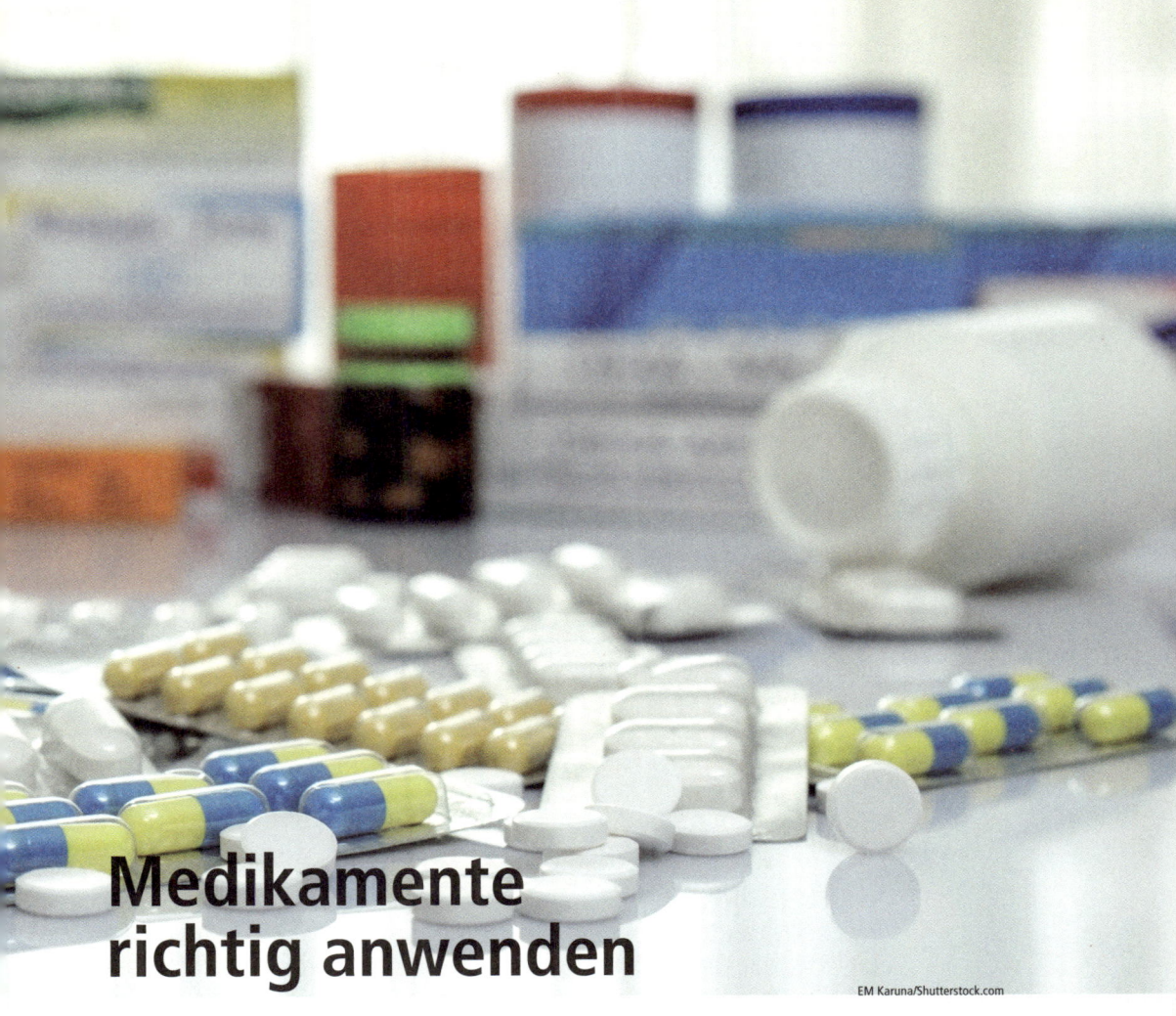

Medikamente richtig anwenden

Ob Tablette, Tropfen oder Zäpfchen: Damit Arzneimittel wie gewünscht wirken, müssen sie auf eine bestimmte Weise angewendet werden. Ein paar Tipps können helfen, Fehler zu vermeiden.

Selbst wenn der Arzt erläutert hat, wie das vom ihm verordnete Medikament anzuwenden ist, und der Beipacktext mehr als erschöpfend Auskunft gibt (▶ Seite 110), tauchen doch manchmal Zweifel und Unsicherheiten auf. Egal ob es sich um ein Arzneimittel zum Einnehmen, Eintropfen oder Auftragen handelt – es gibt einige Tipps, die man unbedingt beachten sollte.

Richtige Dosierung zum richtigen Zeitpunkt

Damit ein Medikament wie gewünscht wirkt, ist es wichtig, es in der richtigen Dosierung und in vielen Fällen zum richtigen Zeitpunkt anzuwenden. Geht man zu sparsam damit um, bleibt die Wirkung aus; nimmt man zu viel davon, können Gesundheitsschäden die Folge sein. Die Devise „Viel hilft viel" ist sowohl bei rezeptpflichtigen als auch bei rezeptfreien Arzneimitteln jedenfalls falsch.

Die Einteilung der Medikamente erfolgt oft danach, wo sie wirken sollen: auf die Psyche oder das Herz, die Haut oder die Muskeln. Meist werden Arzneimittel aber nach ihrer Wirkweise beschrieben. Sie können entzündungshemmend oder antibakteriell wirken, blutdruck- oder fiebersenkend, schmerzlindernd oder schlaffördernd.

Medikamente zum Einnehmen

Viele Menschen haben Schwierigkeiten beim Schlucken von Tabletten, was freilich auch von der Größe des Arzneimittels abhängt. Die Angst, die Tablette oder Kapsel könnte im wahrsten Sinn des Wortes im Hals stecken

Schwierigkeiten beim Schlucken

bleiben, ist oft so groß, dass eine regelrechte Schluckblockade eintritt. Manch einer versucht dann, den Kopf zum Schlucken ruckartig in den Nacken zu werfen. Doch dadurch wird die Tablette gegen den Gaumen gedrückt, dort abgebremst und bleibt dann möglicherweise tatsächlich im Rachen kleben.

Auch wenn es unlogisch scheinen mag: Besser ist, den Kopf schon vor dem Schlucken leicht nach vorne zu beugen. Dann rutscht die Tablette direkt nach hinten in den Rachen. Viel Wasser zu trinken (ein Glas!) hilft außerdem, dass vor allem Kapseln aus Hartgelatine und filmüberzogene Tabletten oder Dragees nicht in der Speiseröhre kleben bleiben, sondern zügig in den Magen gleiten.

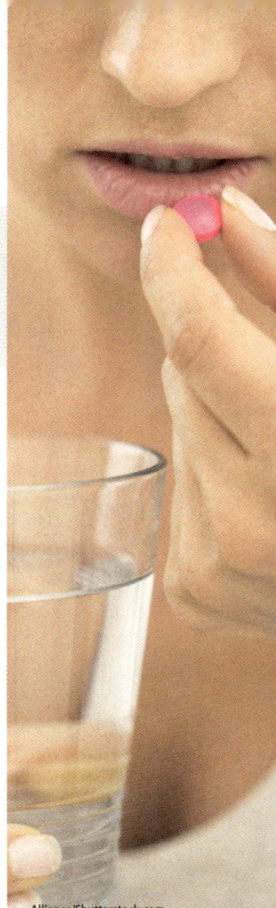

Nur mit Wasser

Tabletten, Kapseln oder Dragees sollten entweder sitzend oder stehend mit mindestens 125 ml Wasser eingenommen werden. Kaffee, Tee, Milch, Grapefruitsaft oder Alkohol sollten keinesfalls nachgetrunken werden, da sie die Wirkung vieler Arzneimittel beeinflussen können (▶ Seite 116).

Tabletten teilen

Wer Probleme hat, eine Tablette zu schlucken, versucht meist, sie zu teilen oder zu pulverisieren. Oft verschreibt auch der Arzt die Einnahme einer halben Tablette oder eines noch kleineren Stückchens. Vor allem Dauermedikamente werden häufig in einer höheren Dosis verschrieben und müssen dann exakt geteilt werden. Herz-Kreislauf-Patienten beispielsweise, die den Blutverdünner Marcumar einnehmen, sind damit vertraut, dass die Dosis immer wieder verändert werden muss.

Problematisch wird es, wenn Tabletten geteilt werden, die nicht dafür vorgesehen sind. Das Vorhandensein einer Bruchrille ist nicht gleichbedeutend damit, dass die Tablette auch geteilt werden kann oder darf, die Rille ist oft produktionsbedingt. Viele Pillen haben einen speziellen Überzug, der den Arzneistoff beispielsweise vor der Magensäure schützt oder unangenehmen Geschmack oder Geruch abdeckt. Sie müssen deshalb unbeschädigt in den Verdauungstrakt gelangen. Generell sollten daher sämtliche mit einem Film überzogenen Arzneiformen unversehrt geschluckt werden. Das betrifft alle Film-, Long-, Retard- und Depot-Tabletten sowie Dragees. Definitiv ungeeignet zur Tablettenteilung sind die meisten Antibiotika, Pilz-, Tuberkulose- und Krebsmittel, Medikamente, die Viren abtöten, und solche, die das Immunsystem bremsen sowie Hormonpräparate. Es kann auch vorkommen, dass das Originalpräparat teilbar ist, das Generikum aber nicht. Eigentlich sollte in der Gebrauchsinformation vermerkt sein, ob eine Tablette geteilt werden darf oder nicht. Das ist allerdings nicht immer der Fall.

Tabletten, die geteilt werden dürfen, müssen bestimmten Kriterien entsprechen. Beurteilt wird dabei die Qualität des Produktes hinsicht-

Nicht alle Tabletten dürfen geteilt werden

lich seiner Teilbarkeit per Hand. Zu diesem Zweck ist in die Tabletten eine Bruchlinie eingekerbt. Bei sehr kleinen und harten Tabletten ist es trotzdem recht schwierig, sie auseinanderzubrechen, vor allem in zwei gleiche Teile. Und die Folgen einer ungleichen Teilung sind – unter Umständen gefährliche – Über- oder Unterdosierungen.

Tablettenteiler

Apotheken bieten Tablettenteiler an. Die sind jedoch nur bedingt hilfreich, wie der VKI in einem Test festgestellt hat. Große Tabletten zerbrechen meist in mehrere Stücke und auch bei kleineren ist die Teilung nicht so exakt wie erwünscht. Fazit: Zur Teilung vorgesehene Tabletten sollten auch mit einem Tablettenteiler nur dann zerkleinert werden, wenn es unabdingbar ist (Konsument 2012a, ▶ Seite 153).

Auch Tabletten zu pulverisieren ist keine gute Lösung. Bei Antibiotika kann dadurch ein großer Wirkungsverlust entstehen, da die meisten Filmtabletten sind, deren Wirkstoff anders freigesetzt wird, wenn sie pulverisiert werden. Wesentlich sinnvoller ist es in solchen Fällen, auf lösbare Tabletten oder antibiotische Kindersäfte umzusteigen, die auch eine exakte Dosierung für Erwachsene möglich machen. Besonders wichtig ist jedenfalls, dass der behandelnde Arzt davon in Kenntnis gesetzt wird, wenn der Patient Schluckbeschwerden hat.

Rob Byron/Shutterstock.com

Tablettenteiler sind nur bedingt hilfreich

Kapseln

Auch beim Schlucken von länglichen Kapseln sollte man am besten den Kopf weit nach vorne beugen. Dadurch wird ein Querlegen des Medikaments im Rachenraum verhindert. Kapseln werden in der Regel immer ungeöffnet als Ganzes geschluckt, denn ihre Hülle ist für die optimale Wirkung besonders wichtig: Ist sie beispielsweise aus einem magensaftresistenten Material, sorgt sie dafür, dass der enthaltene Arzneistoff nicht sofort im Magen freigesetzt wird.

In der Apotheke hergestellte Kapseln dürfen hingegen eher geöffnet werden, denn sie haben meist nur eine einfach Hülle aus Hartgelatine. Solche speziellen Anfertigungen werden oft gerade deshalb hergestellt,

Kombinationspräparate

Es gibt auch Medikamente, die zwei oder mehrere Wirkstoffe in einem bestimmten Mischungsverhältnis beinhalten und deshalb auch zweierlei (oder mehrerlei) Wirkung haben, beispielsweise fiebersenkend und entzündungshemmend. Es handelt sich dabei um sogenannte Kombinationspräparate. Die sind gegenüber Präparaten mit nur einem Wirkstoff nur selten von Vorteil, urteilen die Pharmazeuten der Stiftung Warentest (2013). Denn Wirkstoffe müssen in der Regel individuell dosiert werden. Allerdings kann es für den Patienten einfacher sein, nur ein Präparat nehmen zu müssen, wenn er zur Behandlung seiner Krankheit mehrere Arzneistoffe benötigt. Das gilt etwa für die Therapie von erhöhtem Blutdruck oder bestimmten bakteriellen Infektionen oder aber auch bei Antibabypillen.

Für die Bewertung des Nutzens solcher Kombinationspräparate gibt es internationale Standards. Die werden auch bei der Zulassung berücksichtigt, denn der Gesetzgeber fordert in diesem Fall Angaben über die Zweckmäßigkeit der Kombination der einzelnen Bestandteile. Doch die Entscheidungen der Zulassungsbehörde sind nicht immer nachvollziehbar.

Bei rezeptfreien Schmerzmitteln weisen Kombinationsmittel gegenüber Monopräparaten nämlich keinen zusätzlichen Nutzen bezüglich ihrer therapeutischen Wirksamkeit auf, hat der Verein für Konsumenteninformation festgestellt. Dagegen können sich unerwünschte Wirkungen addieren, beispielsweise die blutungsfördernde Wirkung von Acetylsalicylsäure und die leberschädigende Wirkung von Paracetamol. Dazu kommt, dass sich beim Auftreten von weniger eindeutig zuzuordnenden Nebenwirkungen oder von Unverträglichkeiten nicht feststellen lässt, welche der eingenommenen Substanzen dafür verantwortlich ist.

Auch der Zusatz von Koffein ist nach Ansicht der Konsumentenschützer bei einem Schmerzmittel wenig sinnvoll. Koffein wird rasch ins Blut aufgenommen und gelangt ins zentrale Nervensystem. Es belebt, steigert die Aufmerksamkeit und regt die Atmung an. Kombiniert mit schmerzstillenden Wirkstoffen soll es deren Wirkung verstärken. Doch die belebende Wirkung des Koffeins kann dazu verleiten, derartige Mittel öfter und länger einzunehmen, als es angeraten ist. Bei Dauergebrauch lässt die erwünschte Wirkung von Koffein durch Gewöhnung nach, sodass die Dosis möglicherweise weiter erhöht wird (KONSUMENT 2012b, ▶ Seite 153).

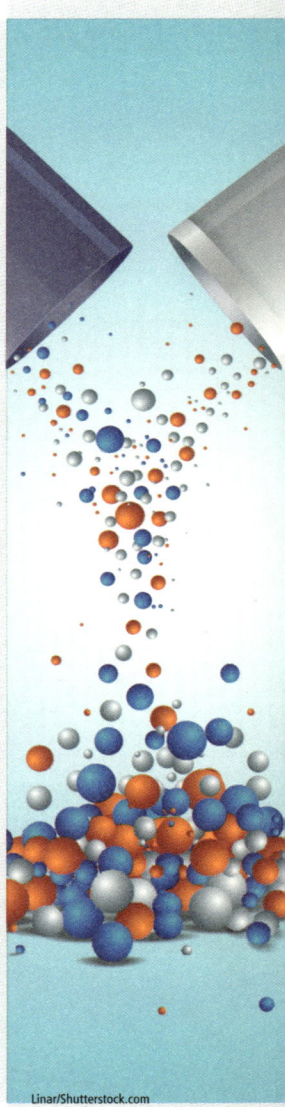

Linar/Shutterstock.com

weil etwa eine Kinderdosis industriell vorgefertigt nicht verfügbar ist. Hat ein Kind Schwierigkeiten, die Kapseln zu schlucken, kann man sie vorsichtig öffnen und das Pulver direkt verabreichen. Ob eine Kapsel geöffnet werden darf, darüber gibt der Apotheker Auskunft.

Brausetabletten

Immer in
Wasser auflösen

Brausetabletten können eine gute Alternative für Menschen sein, die Probleme mit dem Schlucken von Tabletten oder Kapseln haben. Diese lösbaren Tabletten sollen immer in mindestens 125 ml Wasser vollständig aufgelöst werden. Milch, Säfte oder alkoholische Getränke sind dazu ungeeignet. Heißes Wasser darf nur dann verwendet werden, wenn es ausdrücklich im Beipacktext vermerkt ist.

Sublingualtabletten

Diese meist sehr kleinen Tabletten werden direkt unter die Zunge gelegt (sublingual) und lösen sich dort auf. Sie werden oft auch als Loy-, Quicksolv-, Schmelztabletten oder Velotabs bezeichnet. Ihr Vorteil ist, dass der Wirkstoff über die Mundschleimhaut aufgenommen und daher die langwierige Magen- und Leberpassage umgangen wird. Die Wirkung tritt deshalb besonders rasch ein. Nebenwirkungen, die den Magen betreffen, werden verhindert.

Bis sich eine solche Tablette vollständig aufgelöst hat, vergehen allerdings rund zehn Minuten. Während dieser Zeit sollte man nichts essen oder trinken, um die Pille nicht versehentlich zu schlucken. Die Wirkung wäre dann nicht mehr ausreichend gegeben. Eine neuartige Abwandlung der Sublingualtablette ist ein Applikatorstick. Das Prinzip besteht darin, dass der Wirkstoff (meist ein sehr starkes Schmerzmittel) in eine

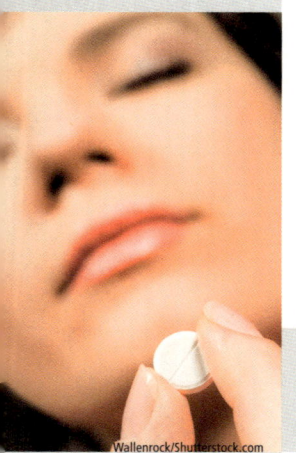

Wallenrock/Shutterstock.com

Vorsicht, zerbrechlich!

Sublingualtabletten sind sehr zerbrechlich. Man darf sie daher nicht aus der Blisterfolie herausdrücken, sondern sollte die speziell dafür angefertigte Verpackungsfolie abziehen.

spezielle Hülle eingebettet ist. Durch Reiben des Sticks an der Mundschleimhaut wird der Arzneistoff sehr schnell freigesetzt und vom Körper aufgenommen.

Lutschtabletten

Halsschmerzen können mit speziellen Lutschtabletten gelindert werden. Einerseits befeuchten sie die ausgetrocknete Rachenschleimhaut, andererseits enthalten sie desinfizierende, entzündungshemmende oder lokalanästhetische Wirkstoffe. Wie der Name schon sagt, sollten sie in jedem Fall gelutscht und nicht zerbissen werden.

Lutschen, nicht beißen

Lokalanästhetische Wirkstoffe sollte man nie direkt auf der Zunge zergehen lassen, da sie sonst unangenehm gefühllos wird. Lutschtabletten mit desinfizierenden Inhaltstoffen hingegen werden am besten möglichst viel hin und her bewegt, damit der ganze Mund- und Rachenraum von Keimen befreit wird. Entzündungshemmende Tabletten lässt man am besten in der Wangentasche zergehen, damit der Wirkstoff schnell aufgenommen wird.

Kinder unter sechs Jahren sollten grundsätzlich keine Lutschtabletten bekommen, da sie Tabletten oft verschlucken, bevor sich diese vollständig aufgelöst haben.

Tropfen und Säfte

Flüssige Arzneimittel sind zwar leicht zu schlucken, aber meist schmecken sie nicht sehr gut und überdies haben sie einen hohen Alkoholgehalt. Zur Dosierung ist die richtige Handhabung der Tropfflaschen wichtig. Oft klappt der Tropfenfluss nicht sofort. Flaschen mit Tropfeinsatz werden am besten senkrecht nach unten gehalten. Um den Tropfenfluss in Gang zu setzen, klopft man leicht auf den Flaschenboden. Schütteln ist wenig zweckmäßig. Bei manchen Schmerzmitteln, deren exakte Dosierung besonders wichtig ist, gibt es auch spezielle Pumpaufsätze, die auf eine genaue Dosismenge eingestellt sind. Ein einfacher Hebeldruck setzt dann die gewünschte Wirkstoffmenge frei.

So funktioniert der Tropfenfluss

Zur Dosierung von Säften verwendet man einen Messlöffel oder Messbecher, meist sind sie in der Packung enthalten. Tee- oder Kaffeelöffel weisen in ihren Füllvolumina große Abweichungen auf. Nur wenn der Apotheker beispielsweise bei Medikamenten für Kinder ausdrücklich „1 Teelöffel" als Dosierangabe auf die Packung schreibt, sollte man sich daran halten. In den Packungsbeilagen finden sich meist Angaben über Milliliter (ml) pro Kilogramm Körpergewicht. Hat der Saft keinen Dosierlöffel beigepackt, kann man sich mit einer Einmalspritze gut helfen. Säfte, die einen Arzneistoff enthalten, sollten – wenn überhaupt – nur mit Wasser verdünnt werden.

Dosierung mit Teelöffel ist unsicher

Medikamente zum Eintropfen

Bei richtiger Anwendung lassen sich die gelegentlich unangenehmen Begleiterscheinungen von Nasen-, Augen- oder Ohrentropfen gut vermeiden.

Nasentropfen, -sprays und -salben

Die meisten Schnupfenmittel bewirken ein oberflächliches Abschwellen der Nasenschleimhaut. Ehe man ein solches Arzneimittel anwendet, sollte man sich gut schnäuzen, um die Nase möglichst freizubekommen. Zum Einträufeln legt man den Kopf leicht nach hinten und atmet möglichst durch die Nase. Es sollte vermieden werden, dass die Tropfen in den Rachen abfließen, wo sie nicht nur einen unangenehmen Geschmack hinterlassen, sondern vor allem zu einer starken Austrocknung führen können. Am besten beugt man direkt nach dem Eintropfen den Kopf wieder nach vorne und bewegt ihn hin und her. So verteilt sich die Flüssigkeit im mittleren Nasengang.

Zum Eintropfen den Kopf nach hinten legen

Wenn man einen Nasenspray verwendet, ist diese Prozedur nicht notwendig. Beim Einsprühen wird der Wirkstoff fein verteilt und kann nicht so leicht in den Rachen abfließen. Schnäuzen sollte man sich vorher aber trotzdem. Nasensalben bringt man am besten mit einem Wattestäbchen tief in die Nase ein. Ein leichtes Massieren der Nasenflügel im Anschluss sorgt für eine bessere Verteilung der Wirkstoffe.

Aus hygienischen Gründen sollten die Fläschchen oder Sprayquetsch-flaschen besser nach jeder überstandenen Krankheit entsorgt werden. Sie können nämlich bei nicht fachgemäßer Anwendung zur regelrechten Keimschleuder werden. Lockert man den Druck auf die Quetschflasche oder den Gummikopf der Pipette schon in der Nase, kann keimhaltiges Nasensekret in das Fläschchen gesaugt werden, das beim nächsten Gebrauch wieder in der Nase verteilt wird. Deshalb sollten Nasentropfen, -sprays und -salben auch immer nur von einer Person verwendet werden, damit es nicht zu einer Übertragung von Krankheitserregern kommt. Günstig ist auch, die Spitzen der Sprays bzw. die Pipette nach jeder Anwendung zu reinigen – durch Abwaschen in kochendem Wasser, Abwischen mit Alkohol oder einminütiges Bestrahlen in der Mikrowelle. Kaltes Wasser oder Geschirrspülmittel bewirkten hingegen nichts oder wenig (Ärzte Woche 2014).

Abschwellende Nasentropfen oder -sprays für Kleinkinder dürfen immer nur nach ärztlicher Verschreibung verwendet werden. Am einfachsten geht das Eintropfen, wenn die Kinder auf dem Rücken liegen. Zum Absaugen des Nasensekrets können auch Nasenballons – vorsichtig – verwendet werden.

Nach überstandener Krankheit Fläschchen entsorgen

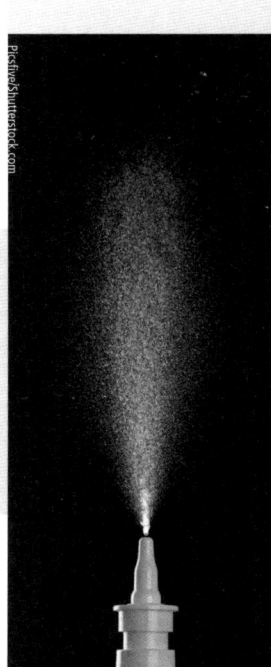

Nicht zu lange anwenden

Keinesfalls sollten schleimhautabschwellende Nasentropfen, -sprays oder -salben häufiger als dreimal täglich und länger als fünf bis sieben Tage hindurch angewendet werden. Es besteht die Gefahr einer Dauerschwellung und dass danach die Schleimhaut unwiederbringlich vertrocknet (KONSUMENT 2014, ▶ Seite 153).
Unbedenklich sind Nasentropfen bzw. -sprays mit Kochsalzlösung oder Meerwasser. Sie dürfen unbeschränkt angewendet werden und sorgen für die Befeuchtung der Nasenschleimhaut sowie die Entfernung von Borken.

Augentropfen

Augentropfen werden in den unteren Bindehautsack getropft. Dazu neigt man den Kopf leicht nach hinten und zieht das Unterlid mit der freien Hand etwas nach unten. Währenddessen schaut man am besten auf einen fixen Punkt nach oben, um das Blinzeln zu unterdrücken. Da das Auge nur eine begrenzte Menge an Flüssigkeit aufnehmen kann, ist ein Tropfen ausreichend. Nur wenn man das Auge ausspülen möchte, etwa zur Entfernung eines Fremdkörpers wie einer Wimper, kann man mehrere Tropfen verwenden. Die Applikatorspitze der Tropfflasche soll das Auge nicht berühren.

Nach dem Eintropfen das Auge schließen und den Augapfel bei geschlossenen Lidern hin und her bewegen, damit sich der Wirkstoff rasch verteilt. Zusätzlich kann man mit einem Finger leicht auf den inneren Augenwinkel drücken. Das verzögert den Abtransport des Wirkstoffs über den Tränen-Nasen-Kanal. So bleibt das Arzneimittel dort, wo es hingehört.

Wer Probleme mit dem Eintropfen hat, sollte sich lieber helfen lassen. Wenn man selbst jemandem hilft: Mit der freien Hand die Stirn des Patienten abstützen, damit unwillkürliche Kopfbewegungen nicht zu einer Verletzung des Auges durch das Fläschchen führen.

Für viele ältere Menschen ist das Eintropfen der Augen schon allein deshalb problematisch, weil sie schlecht sehen und den richtigen Abstand zum Auge nicht finden. Es gibt spezielle Eintropfhilfen, die die Flasche mit den Augentropfen genau über dem Auge positionieren. Mithilfe eines Druckknopfs gelangt immer die richtige Menge ins Auge.

Manche Augentropfen müssen im Kühlschrank aufbewahrt werden. Trotzdem sollten die Mittel möglichst körperwarm ans Auge gelangen. Kalte Präparate verursachen verstärkten Tränenfluss und vermehrten Lid-

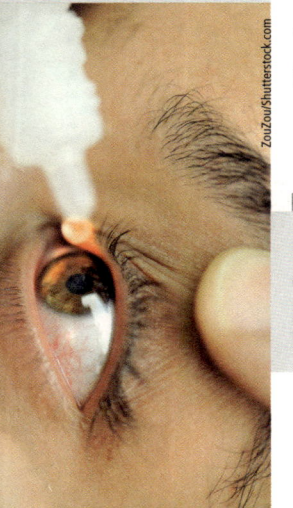

Eintropfhilfen unterstützen das Eintropfen und sorgen für die richtige Dosierung

ZouZou/Shutterstock.com

Nur kurz anwenden

Medikamente gegen trockene Augen oder Bindehautentzündung sollten ohne Pause nie länger als eine Woche angewendet werden. Präparate ohne Konservierungsstoffe sind prinzipiell vorzuziehen. Sie müssen allerdings innerhalb von 24 Stunden aufgebraucht werden.

Vorsicht bei Kontaktlinsen

Kontaktlinsenträger müssen ihre Haftschalen vor jeder Anwendung von Augentropfen – außer bei speziellen Nachbenetzungslösungen – entfernen. Vor allem an weichen Haftschalen können sich Wirkstoffe wie auch Konservierungsmittel absetzen und sowohl die Linsen als auch das Auge schädigen. Weiche Kontaktlinsen sollten erst 30 Minuten nach der Anwendung von Augentropfen wieder eingesetzt werden. Harte dürfen schon nach einer Viertelstunde wieder zurück ins Auge.

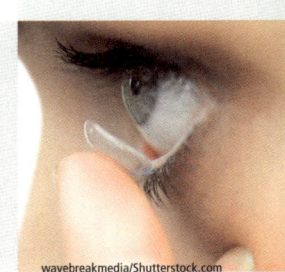

wavebreakmedia/Shutterstock.com

schlag und damit rinnt der Wirkstoff schnell wieder aus dem Auge. Die Wirkung ist dann nicht mehr optimal. Die Augentropfen also rechtzeitig aus dem Kühlschrank nehmen (bzw. in der Hand anwärmen), aber nach der Verwendung rasch wieder kühl lagern, sonst ist die Haltbarkeit eingeschränkt.

Das auf der Packung angegebene Ablaufdatum bezieht sich immer auf die ungeöffnete Packung. Nach dem ersten Öffnen sollten Augentropfen und Augensalben auf keinen Fall länger als vier Wochen verwendet werden. Davon ausgenommen sind spezielle Applikationssysteme, auf denen eine längere Verwendungszeit angegeben ist.

Ablaufdatum beachten

Die meisten Augentropfen enthalten ein Konservierungsmittel, das bei empfindlichen Augen zu einem leichten Brennen führen kann. In diesem Fall ist es besser, auf Tropfen ohne Konservierungsmittel in Einzeldosenbehältern auszuweichen. Werden Augentropfen in der Apotheke gemischt, kann der Arzt auf dem Rezept den Vermerk „ohne Konservierungsmittel" anbringen. Fehlt dieser Hinweis auf der Verschreibung, wird vom Apotheker automatisch ein Konservierungsmittel zugesetzt.

Ohrentropfen

Kleine Tricks erleichtern auch das Einträufeln von Ohrentropfen: Erwachsene ziehen die Ohrmuschel nach hinten und oben. Bei Säuglingen und Kindern zieht man die Ohrmuschel dagegen nach hinten und unten. Dadurch kann die Krümmung des Gehörgangs gut ausgeglichen werden, die Ohrentropfen dringen tief in den Gehörgang ein.

Tricks für sicheres Einträufeln

Tropfen körperwarm verwenden

Ohrentropfen sollten immer körperwarm verwendet werden, denn eine kalte Flüssigkeit im Ohr ist nicht nur äußerst unangenehm, sondern kann auch schmerzhaft sein und Schwindel auslösen. Die Tropfen erwärmt man, indem man das Fläschchen ganz einfach ein paar Minuten in den Händen hält.

Für Kinder genügen in der Regel zwei bis drei Tropfen, Erwachsene benötigen bis zu fünf Tropfen. Nach dem Einträufeln den Gehörgang niemals mit einem Wattebausch verschließen. Dadurch bildet sich nur ein feuchtwarmes Klima im Ohr, das einen optimalen Brutplatz für Bakterien ergibt.

Ohrentropfen werden meist bei einer Mittelohrentzündung angewendet, an der vor allem Kleinkinder leiden. Das Resultat eines Tests des Vereins für Konsumenteninformation hinsichtlich der Wirksamkeit war jedoch ernüchternd. Kombinationspräparate aus Antibiotika und Kortison bzw. aus einem Schmerzmittel und einem Lokalanästhetikum beurteilen die Tester als wenig geeignet zur Behandlung von Mittelohrentzündungen (KONSUMENT 2010, ▶ Seite 153).

Medikamente zur Inhalation

Nicht jedes Gerät ist für jedes Medikament geeignet

Medikamente zum Inhalieren werden meist vom Lungenfacharzt verschrieben und müssen über einen langen Zeitraum regelmäßig angewendet werden. Haupteinsatzgebiete sind Asthma und die chronisch-obstruktive Lungenerkrankung (COPD). Die Medikamente müssen in die Bronchien gelangen und dazu in entsprechend kleine Wirkstoffpartikel (Aerosole) zerlegt und inhaliert werden. Dabei helfen Inhalatoren, von denen es verschiedene Arten gibt. Manche können auch bei Erkältungskrankheiten eingesetzt werden. Nicht jedes Gerät ist für jedes Medikament geeignet. Manche Arzneimittelhersteller bieten auch Inhalatoren speziell für ihre Präparate an.

Entscheidend für den Therapieerfolg ist, wie viel vom Wirkstoff tatsächlich in die Atemwege gelangt. Dazu müssen die unterschiedlichen Geräte richtig angewendet werden. Doch das ist manchmal gar nicht so einfach. In Studien hat sich gezeigt, dass selbst bei guter Anleitung und relativ korrekter Anwendung oft der größte Teil des Medikaments im Rachen oder im Magen und nicht in den Bronchien landet (Arznei-mittelbrief 2002).

Ärzte und Apotheken haben immer Testgeräte zu Verfügung, mit denen man den richtigen Umgang unter kontrollierter Anleitung üben kann. Bei jeder Verordnung eines neuen Inhalationsgerätes sollte man von dieser Möglichkeit Gebrauch machen. Genaue Video-Anweisungen für die Handhabung der verschiedenen Modelle gibt es übrigens auf der Seite der deutschen Atemwegsliga www.atemwegsliga.de.

Ärzte und Apo-
theken haben
Testgeräte

Dosieraerosole

Die konventionellen Geräte funktionieren wie Sprays und geben auf Druck eine bestimmte Menge des Medikaments frei. Der Wirkstoff befindet sich zusammen mit dem Treibgasmittel in einem Druckbehälter.

Grundsätzlich sollte man zum Inhalieren immer aufrecht und entspannt sitzen, egal welches Gerät man benutzt. Vor der Anwendung sollte das Gerät kräftig geschüttelt werden. Dann langsam und tief ausatmen. Dabei aber niemals in das Gerät hineinatmen, denn durch die feuchte Atemluft können Wirkstoffpartikel an der Ausgangsdüse anhaften und sie verstopfen. Das Mundstück senkrecht nach unten halten und fest mit den Lippen umschließen. Anschließend tief durch den Mund einatmen und dabei durch ein kurzes Drücken des Metallbehälters den Sprühstoß auslösen. Dann den Atem für fünf bis zehn Sekunden anhalten. Falls zwei Sprühstoße inhaliert werden, sollten dazwischen mindestens 30 Sekunden Pause liegen. Durch die Nase ausatmen, damit der Wirkstoff vom Körper gut aufgenommen werden kann.

Immer aufrecht
und entspannt
sitzen

Die Anwendung ist auch für Erwachsene anfänglich nicht einfach und muss geübt werden. Häufig wird am Anfang zu hektisch eingeatmet oder der Abstand zwischen dem Hub und dem Einatmen ist zu groß.

Das Mundstück sollte mit einem Papiertuch gereinigt werden, ehe man das Gerät mit der Schutzkappe wieder verschließt. Lässt sich der Sprühstoß nicht mehr auslösen, obwohl noch genügend Medikament im Gerät ist, ist vermutlich die Sprühdüse verstopft. Mit warmem Wasser und eventuell medizinischem Alkohol kann man den Sprühkopf reinigen.

Mundstück
mit Papiertuch
reinigen

Niemals mit einer Nadel in die Sprühöffnung stechen! Dadurch wird die Öffnung unnötig vergrößert und verstopft sich noch leichter.

Vorschaltkammer für Kinder

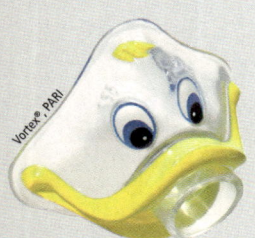

Gesichtsmasken erleichtern kleinen Kindern die Inhalation

Kinder bis zwölf Jahre sollten Dosieraerosole mithilfe einer vorgeschalteten Inhalationshilfe (Spacer) benutzen. Dadurch soll vermieden werden, dass allzu viel vom Wirkstoff im Rachenraum bleibt oder verschluckt wird. Große Medikamententeilchen, die ohnehin von den Bronchien nicht aufgenommen werden können, werden im Spacer abgeschieden und erreichen daher weder Mundhöhle noch Magen. Die meisten Mundstücke dieser Inhalationshilfen haben außerdem ein Ventil, das ein Ausatmen in das Dosieraerosol verhindert. Kinder können daher mehrmals hintereinander einatmen. An der Bewegung dieses Ventils lässt sich meist gut erkennen, ob richtig eingeatmet wird. Es gibt auch spezielle Gesichtsmasken, damit bei Säuglingen und Kleinkindern ein Spacer verwendet werden kann. Dabei ist allerdings darauf zu achten, dass die Maske während der Inhalation überall dicht anliegt, damit nicht Umgebungsluft anstelle des Medikaments eingeatmet wird. Anschließend die Gesichtshaut rund um Mund und Nase sorgfältig reinigen und gegebenenfalls eincremen.

Reinigung von Inhalationshilfen

Mindestens einmal pro Woche reinigen

Spacer lassen sich meist einfach zerlegen und gut reinigen. Mindestens einmal pro Woche sollte das Gerät mit warmem Wasser gesäubert werden. Vor jedem Gebrauch muss der Spacer vollkommen trocken sein. Nicht mit einem Tuch trocken wischen, da es dadurch bei manchen Modellen zu einer unerwünschten elektrostatischen Aufladung kommen kann.

Selbsttätige Dosieraerosole

Es gibt auch Sprays, die bei kräftiger Einatmung von selbst einen Sprühstoß auslösen. Bei manchen muss am Gerät vor der Einatmung ein Hebel hochgestellt werden. Dass das Medikament während des Einatmens abgegeben wurde, hört man an einem Klacken. Sonst funktionieren die Geräte wie die konventionellen Dosieraerosole.

Mundpflege nach der Inhalation

Wenn man Präparate mit Kortison inhaliert, sollte man nach jeder Anwendung den Mund ausspülen oder ein Stück Brot essen. Dadurch wird verhindert, dass Medikamentenreste an der Mundschleimhaut haften bleiben und zu unerwünschten Wirkungen wie trockenem Mund, heiserer Stimme oder Pilzinfektionen führen. Kinder haben oft Schwierigkeiten mit dem Ausspülen. Hier hilft es, das Kind ein großes Glas Wasser trinken zu lassen.

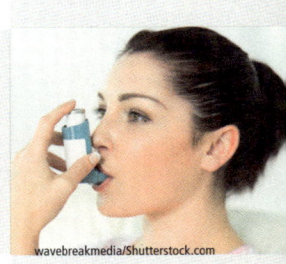

Soft-mist-Inhaler

Diese Geräte funktionieren ohne Treibmittel, es wird eine feine Sprühwolke erzeugt. Der Wirkstoff befindet sich in einer Patrone, die vor der ersten Verwendung durch mehrmaliges Pumpen gebrauchsfertig gemacht werden muss. Das Ein- und Ausatmen erfolgt wie bei anderen Dosieraerosolen. Ein Zählwerk zeigt an, wie viel vom Präparat noch im Gerät vorhanden ist.

Kein Treibmittel notwendig

Pulverinhalatoren

Im Gegensatz zu Dosieraerosolen wird bei Pulverinhalatoren kein Treibmittel verwendet. Der Wirkstoff ist so fein pulverisiert, dass er durch den Atemsog inhaliert wird. Bei extrem eingeschränkter Atmung sind Pulverinhalatoren nicht geeignet. Manche Geräte verwenden Milchzucker als Hilfsmittel, was man deutlich schmecken kann.

Es gibt zahlreiche verschiedene Modelle, die alle nach dem gleichen Prinzip funktionieren. Bei manchen muss das Medikament in Form einer Kapsel eingelegt werden. Bei anderen muss die Dosierkammer durch Drücken oder Drehen betätigt werden, wodurch die entsprechende Dosis freigesetzt wird. Auf solchen Geräten gibt eine Anzeige darüber Aufschluss, wie viele Einzeldosen des Arzneimittels noch vorhanden sind.

Wie das Dosieraerosol sollte auch der Pulverinhalator nach Gebrauch mit einem trockenen Tuch gereinigt und fest verschlossen werden, damit keine Feuchtigkeit eindringen kann.

Nach Gebrauch fest verschließen

Feuchtinhalatoren

Bei dieser Art von Inhalatoren wird die flüssige Wirkstofflösung verdampft. Das kann mithilfe von Ultraschall oder Druckluft geschehen. Es gibt zahlreiche Geräte in unterschiedlichen Preiskategorien auf dem Markt. Darin wird entweder die gebrauchsfertige Medikationslösung verdampft oder aber das Arzneimittel wird mit Kochsalzlösung verdünnt bzw. darin aufgelöst.

Vor der Inhalation sollte man sich gründlich die Hände waschen. Dann das Gerät laut Beschreibung zusammensetzen und den Medikamentenbehälter befüllen. Den Inhalator nie längere Zeit befüllt stehen lassen. Zum Inhalieren entspannt hinsetzen, nicht hinlegen. Das Mundstück mit den Lippen fest umschließen, langsam und tief ein- und ausatmen, bis das Medikament aufgebraucht ist.

Laut Stiftung Warentest sind die Geräte in den letzten Jahren insgesamt besser geworden: Mehr Wirkstoffpartikel gelangen in die Bronchien und Lungenbläschen, was schließlich für den Behandlungserfolg ausschlaggebend ist. Allerdings wird durch solche Inhalatoren nur ein Drittel des eingesetzten Wirkstoffs als atembares Aerosol zur Verfügung gestellt – teure Medikamente werden verschwendet (Stiftung Warentest 2007).

Unbedingt notwendig nach jeder Verwendung ist die gewissenhafte Reinigung sämtlicher Geräteteile. Geschieht das nicht, können sich Krankheitserreger festsetzen und vermehren. Im schlimmsten Fall kann es zu einem Teufelskreis von Infektion und Reinfektionen bis zur Lungenentzündung kommen.

Vor der Inhalation Hände waschen

Achtung, Krankheitserreger!

Medikamente zum Aufkleben

Seit über 20 Jahren werden sogenannte transdermale Pflaster angeboten. Unter der Abdeckfolie des Pflasters befindet sich ein Reservoir bzw. eine Matrix mit dem oder den Wirkstoffen, die an die oberste Hautschicht, die Epidermis, abgegeben und von dort in die darunter liegenden Kapillargefäße und in den Blutkreislauf aufgenommen werden. Deshalb kann auch die transdermale Therapie zu Wechselwirkungen mit anderen

Medikamenten führen. Die Wirksubstanz wird konstant über einen langen Zeitraum abgegeben, was bei manchen Beschwerden sinnvoll ist. Allerdings erfolgt die Freisetzung verzögert, die Wirkung tritt also nicht unmittelbar ein. Die Anwendungsdauer variiert je nach Produkt von zwölf Stunden bis zu einer Woche und ist abhängig vom Wirkstoff.

Verwendet wird das transdermale Pflaster oder transdermale therapeutische System TTS, wie es in der Fachsprache heißt, unter anderem für starke Schmerzmittel, zur Behandlung von Herzenge (Angina pectoris), zur Hormonsubstitution bei starken Wechseljahresbeschwerden, zur Schwangerschaftsverhütung und zur Bekämpfung von Nikotinentzugssymptomen bei Menschen, die versuchen, sich das Rauchen abzugewöhnen.

Das Pflaster muss immer auf eine trockene, saubere, fettfreie, unverletzte und nach Möglichkeit unbehaarte Hautstelle aufgeklebt werden. Es ist besser, Körperhaare abzuschneiden als zu rasieren, damit der Wirkstoff nicht über die bei der Rasur entstehenden kleinen Hautwunden aufgenommen wird. Auf Schleimhäute darf das Pflaster nicht geklebt werden. Cremen, Lotionen, Öle oder Puder beeinträchtigen die Klebekraft des Pflasters. Die Klebefläche beim Anlegen nicht berühren. Anschließend das Pflaster noch ca. 10 bis 30 Sekunden mit der flachen Hand auf die Haut drücken. Klebt das therapeutische Pflaster trotz vorschriftsmäßiger Anwendung nicht wie gewünscht, kann man es zusätzlich mit einem handelsüblichen Pflaster ohne Wundpolster fixieren.

Pflaster immer auf die trockene Haut kleben

Schwimmen und Sport

Duschen ist mit Pflaster jedenfalls erlaubt. Auch ein langer Aufenthalt im Wasser beeinträchtigt die Wirkstoffabgabe der transdermalen Pflaster nicht. Selbst ein Sommertag im Schwimmbad hat daher keine negativen Auswirkungen auf die Sicherheit eines Wirkstoffpflasters. Bei bestimmten Arzneistoffen sollte jedoch darauf geachtet werden, dass eine Wassertemperatur von 37 Grad Celsius nicht überschritten wird. Von einem heißen Vollbad ist also abzuraten. Im Zweifelsfall kann der Arzt Auskunft geben, was erlaubt ist.

Durch Hitzeeinwirkung auf das transdermale Pflaster kann die Geschwindigkeit zunehmen, mit der der Wirkstoff aufgenommen wird.

Hitze beschleunigt die Wirkstoffaufnahme

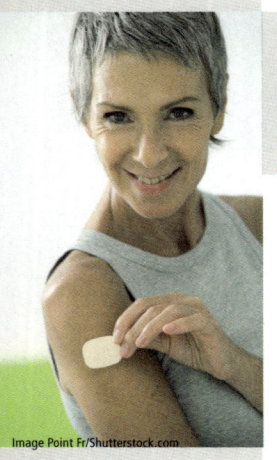

Pflasterwechsel

Da der Klebstoff zu Hautirritationen führen kann, muss man stets eine andere Hautstelle aussuchen, um ein neues Pflaster anzubringen. Immer zuerst das alte Pflaster abnehmen. Die Häufigkeit des Pflasterwechsels ist abhängig vom jeweiligen Wirkstoff.

Deshalb sollte Wärme in Form von Heizdecken, Wärmflaschen, Sauna, Solarium oder Sonneneinstrahlung auf die Pflaster vermieden werden. Sportliche Aktivität erhöht die Durchblutung, wodurch der Wirkstoff ebenfalls schneller aufgenommen wird. In den ersten zwei Wochen der Behandlung ist es deshalb sinnvoll, nur moderat Sport zu betreiben und zu beobachten, ob es zu Nebenwirkungen kommt (Lim 2012).

Pflaster zerschneiden?

Nicht jedes Pflaster darf zerschnitten werden

Derzeit gibt es zwei unterschiedliche Pflastertypen: Matrixpflaster und Reservoirpflaster. Reservoirpflaster enthalten den Wirkstoff gelöst in flüssiger Form und dürfen daher nicht beschädigt, geteilt oder zerschnitten werden, da dies eine unkontrollierte Freigabe des Wirkstoffs zur Folge hätte. Das gilt beispielsweise für Schmerzpflaster mit Opioiden.

In sogenannten Matrixpflastern ist der Wirkstoff in der aus einer oder mehreren Schichten bestehenden Matrix enthalten. Theoretisch können solche Pflaster also zerschnitten werden, weil der Arzneistoff in fester Form sozusagen gleichmäßig im Pflaster verteilt ist. Ehe man zur Schere greift, sollte man jedoch den Arzt befragen.

Medikamente zum Einführen

Zäpfchen und Einläufe gehören nicht zu den beliebtesten Darreichungsformen von Medikamenten. Sicher ist aber, dass sie schnell wirken – vorausgesetzt, sie werden richtig angewendet.

Zäpfchen

Zäpfchen können zwar unangenehm in ihrer Anwendung sein, haben aber den Vorteil, dass Wirkstoffe nicht von Magen, Dünndarm und Leber aufgenommen werden. Deshalb setzt ihre Wirkung schneller ein. Es sind allerdings nicht alle Wirkstoffe für Zäpfchen geeignet. Antibiotika beispielsweise können nicht in dieser Form verabreicht werden. Meist sind es Schmerzmittel, krampflösende oder fiebersenkende Medikamente sowie Wirkstoffe gegen Hämorrhoiden, die als Zäpfchen zum Einsatz kommen. Apotheken können verschiedene Arzneistoffe auch als Zäpfchen herstellen, für Säuglinge beispielsweise ist diese Art der Verabreichung meist einfacher.

Nicht alle Wirkstoffe kommen in Frage

Einführen im Liegen

Üblicherweise wird ein Zäpfchen mit der abgerundeten Seite voran tief in den After oder die Scheide eingeführt. Am besten geht das im Liegen mit angewinkelten Beinen. Um das Einführen zu erleichtern, kann das Zäpfchen vorher mit den Handflächen erwärmt oder ganz kurz in heißes Wasser getaucht werden. Vaseline oder andere Cremen als Gleitmittel sind hingegen weniger geeignet, weil sie die Wirkstoffabgabe verringern können. Für das hygienische Einführen gibt es spezielle Gummifingerlinge, Einmalhandschuhe tun es auch. Nach dem Einführen sollte man noch einige Minuten liegen bleiben, damit das Zäpfchen durch die Schwerkraft nicht gleich wieder herausrutscht.

Etwas anders geht man bei der Anwendung von Hämorrhoidenzäpfchen vor. Diese sollen lokal im Enddarm wirken und werden daher im Gegensatz zu allen anderen Zäpfchen nur so weit in den After eingeführt, dass sie noch mit dem Finger ertastet werden können. Falls man nach dem Einführen starken Stuhldrang verspürt, sollte man versuchen, das Zäpfchen mit dem stumpfen Ende voran zu applizieren. Das kann den Stuhldrang mindern.

Zäpfchen: Unangenehm in der Anwendung, aber schnell wirksam

Evgeny Tomeev/Shutterstock.com

Zäpfchen bei Kindern

Brauchen Säuglinge und Kleinkinder Medikamente, werden häufig Zäpfchen verschrieben. Das Kind sollte auf der Seite liegen und die Beine angewinkelt haben. Um den starken Stuhlreflex bei sehr kleinen Kindern zu lindern, kann es auch hier helfen, das Zäpfchen mit der stumpfen Seite voran tief in den After einzuführen. Danach die Pobacken für einen Moment leicht zusammendrücken, damit das Zäpfchen noch ein Stück weiter in den Darm gleitet und nicht gleich wieder herausbefördert wird.

Einläufe, Klistiere

Anwendung in bequemer Seitenlage

Einläufe dienen dazu, den Darm zu entleeren. Dafür werden meist größere Wassermengen verwendet, die über den After in den Darm eingebracht werden, den Darm dehnen und so den Stuhlgang auslösen. Zur Selbstbehandlung ist ein Spülgefäß (Irrigator) oder eine Klistierspritze notwendig. Verwendet wird handwarmes Wasser, das mit einem Darmrohr in bequemer Seitenlage in den After eingeführt wird. Wenn der Wasserbehälter leer ist, wird das Darmrohr entfernt. Nach wenigen Minuten stellt sich starker Stuhldrang ein. Wem diese Prozedur zu kompliziert ist, der kann auch auf Fertigeinläufe zurückgreifen. Dabei ist die Flüssigkeit in eine Art Spritzflasche oder Tube eingefüllt.

Damit der Darm ausreichend geleert werden kann, sollte man nach der Anwendung mindestens zehn Minuten liegen bleiben und den Stuhlgang zurückhalten.

Vaginaltherapien

Anwendung in Rückenlage

Für Arzneimittel, die in die Scheide gebracht werden sollen, gibt es spezielle Anwendungshilfen (Applikatoren). Bei Gels oder Cremen wird dieser Applikator auf die Tube geschraubt und dann bis zur entsprechenden Dosierungsmarke mit Gel bzw. Creme gefüllt. Tabletten werden vorsichtig in den Applikator gelegt. Anschließend den Applikator am besten in Rückenlage mit leicht angezogenen Beinen einführen. So entspannt sich

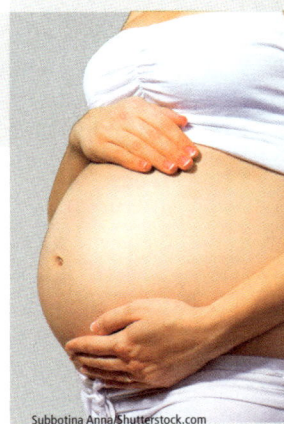

Subbotina Anna/Shutterstock.com

die Beckenmuskulatur. Durch sanften Druck auf den Kolben den Applikator entleeren und ohne den Kolben zu berühren aus der Scheide ziehen.

Applikatoren zur Mehrfachanwendung müssen nach jedem Gebrauch zerlegt und mit lauwarmem Wasser und Seife sorgfältig gereinigt und getrocknet werden. Unkomplizierter sind Vaginalkapseln und -zäpfchen. Sie können mit den Fingern eingeführt werden. Ähnlich einem Tampon schiebt man das Medikament so tief wie möglich in die Scheide. Zur hygienischeren Anwendung gibt es in der Apotheke Gummifingerlinge oder man benutzt einen Einmal-Gummihandschuh.

Vaginal anzuwendende Präparate werden immer abends direkt vor dem Schlafengehen appliziert, damit der Wirkstoff möglichst lange in der Scheide bleibt und gut aufgenommen werden kann.

Während der Menstruation sollten keine vaginalen Behandlungen durchgeführt werden. Im optimalen Fall ist die Behandlung vor der Monatsblutung abgeschlossen. Falls die Behandlung kurz vor der Menstruation beginnt, sollte man den Arzt um Rat fragen.

Medikamente zum Auftragen

Salben, Pasten, Cremen, Gels, Puder und Lösungen zur äußerlichen Anwendung – das alles sind Medikamente, die zum Auftragen auf die Haut bestimmt sind. Während sie für die topische (örtliche) Behandlung von Hautkrankheiten sehr gut geeignet sind, haben sie bei der Wirkung in tieferen Regionen, z.B. bei der Schmerzstillung im Muskel- oder Gelenksbereich, ihre Grenzen. Wenn allerdings große Hautflächen behandelt werden und zusätzlich die Schutzwirkung der natürlichen Hautbarriere durch die Hautkrankheit herabgesetzt ist, können so große Mengen des jeweiligen Arzneimittels über die Haut aufgenommen werden, dass sie auf

Behandlung von Hautkrankheiten

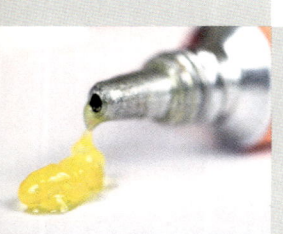

Wie viel ist genug?

Auch bei äußerlich anzuwendenden Arzneimitteln (Topika) gilt: Die Menge macht die Wirkung – und möglicherweise Nebenwirkungen. So viel Salbe benötigt man für eine einmalige Anwendung (Angaben gelten für Erwachsene):

- für den ganzen Körper 30 bis 60 Gramm
- für Hände oder Kopf 2 bis 4 Gramm
- für einen Arm, ein Bein, Rücken oder Brust 3 bis 6 Gramm

den Gesamtorganismus wirken. Das ist z.B. der Fall bei unkontrollierter, großflächiger Anwendung von kortisonhaltigen Cremen, wo es zu Nebenwirkungen wie dem sogenannten Cushing-Syndrom kommen kann, mit Gewichtszunahme, erhöhtem Blutdruck und Muskelschwäche.

Was ist der Unterschied

Andere Eigenschaften

Medizinische Laien tun sich manchmal schwer, nachzuvollziehen, warum der Arzt ihnen einmal eine Salbe und dann wieder eine Creme mit demselben Wirkstoff verschreibt. Grundsätzlich handelt es sich dabei immer um eine sogenannte Emulsion, eine Mischung zweier oder mehrerer Bestandteile, die sich eigentlich nicht verbinden – beispielsweise Öl und Wasser. Ausschlaggebend für die Eigenschaft des Endprodukts ist das Verhältnis der Bestandteile. So enthalten Wasser-in-Öl-Emulsionen mehr Öl und sind deshalb fettreicher als Öl-in-Wasser-Emulsionen.

Pasten haben einen hohen Gehalt an Festkörpern, sind nicht fließfähig, aber streichfähig. Sie sind abdeckend, können Flüssigkeit aufnehmen und wirken austrocknend.

Bei Salben sorgt ein höherer Fettanteil für eine zähere Konsistenz. Sie werden daher oft als Wund- und Heilsalben verwendet. Salben ziehen nicht so schnell ein wie Cremen, schützen aber besser und können dadurch den Heilungsprozess fördern.

Cremen dringen durch ihren höheren Wasseranteil besser in die Haut ein und lassen sich leicht verstreichen. Dadurch eignen sie sich sehr gut für medizinische Pflegeprodukte. Sie ziehen schnell ein und sind daher für eine großflächige Anwendung gut geeignet.

Gels sind fettfreie Zubereitungen und haben zusätzlich einen kühlenden Effekt. Sie sind daher bei Hautirritationen wie Sonnenbrand, Verbrennungen, Insektenstichen und allergischen Reaktionen sowie bei Venenproblemen vor allem im Sommer angenehm. Als schmerzstillende Gele bei Blutergüssen sind sie dann geeignet, wenn eine starke Schwellung gekühlt werden soll und das Einmassieren einer Salbe als schmerzhaft empfunden wird.

Puder sind sehr fein gemahlene Feststoffe, die Grundlage bilden meistens Talk, Zinkoxid oder verschiedene Stärkearten. Medizinische Hautpuder haben in der letzten Zeit stark an Bedeutung verloren.

Weniger Puder in Verwendung

Medikamente zur Injektion

Menschen, die an Diabetes leiden und regelmäßig Insulin spritzen müssen, werden für den Umgang mit Fertigspritzen oder Pens – füllfederähnlichen Stiften – intensiv geschult. Für Patienten, die sich zur Blutverdünnung bei längerer Bettlägrigkeit bzw. bei Venenerkrankungen oder bei anderen Beschwerden selbst eine Spritze verabreichen müssen, ist die Sache zumindest am Anfang ganz und gar nicht selbstverständlich.

Fertigspritzen und Pens

Sich selbst mit einer Nadel zu stechen, erfordert große Überwindung. Fertigspritzen und Pens haben allerdings so feine Nadeln, dass man den Pikser kaum spürt. Neben der Dicke der Nadel ist aber auch die Auswahl der Stichstelle wichtig. Die besten, weil schmerzunempfindlichsten Stellen sind Bauchdecke und Oberschenkel.

Auswahl der Stichstelle ist wichtig

Vor der Injektion muss die Stichstelle desinfiziert werden. Damit das Desinfektionsmittel nicht mit dem Arzneistoff in Berührung kommt, sollte man etwa 15 Sekunden warten, bis die Haut wieder vollständig trocken ist. Dann zwischen Daumen und Zeigefinger eine Falte bilden und zügig einstechen. Dabei die Falte festhalten, damit die Nadel im Fettgewebe bleibt und die Spritze nicht verrutschen kann. Für eine etwa zwölf Millimeter lange Kanüle wählt man einen Einstichwinkel von rund 90 Grad, bei längeren Kanülen einen flacheren Winkel von etwa 45 Grad.

Nach der Applikation die Nadel noch etwa fünf Sekunden in der Haut stecken lassen. Dadurch geht man sicher, dass keine Flüssigkeit zurück in die Nadel fließt. Erst dann die Nadel entfernen und die Hautfalte loslassen. Zum Abschluss einen Alkoholtupfer fest auf die Einstichstelle drücken.

Stechen im Uhrzeigersinn

Für jede Injektion braucht es eine neue Einstichstelle, die etwa einen Fingerbreit von der alten entfernt liegen sollte. Am besten wandert man im Uhrzeigersinn um den Bauchnabel herum. Am Oberschenkel die Injektionsstellen von oben nach unten setzen.

Viele Fertigspritzen und Pens müssen im Kühlschrank aufbewahrt werden. Vor der Injektion die Flüssigkeit aber immer auf Körpertemperatur anwärmen, um Schmerzen und Gewebereizungen beim Stechen zu vermeiden. Daher die Spritze rechtzeitig aus dem Kühlschrank nehmen oder zwischen den Händen anwärmen. Außerdem sollten eventuell vorhandene Luftbläschen durch Herausdrücken eines Tropfens der Flüssigkeit entfernt werden.

Vom richtigen Zeitpunkt

Jeder Organismus hat seinen eigenen Rhythmus. Abhängig von der Tageszeit sind im menschlichen Körper unterschiedliche Botenstoffe aktiv. Körpertemperatur, Konzentrationsfähigkeit, Blutdruck, Blutzucker und sogar die Muskelkraft schwanken daher im Tagesverlauf.

Auch die Ausprägung vieler Krankheiten und Beschwerden folgt einem ganz bestimmten Tagesrhythmus, der wiederum eng mit tageszeitlich bedingten physiologischen Schwankungen im Körper zusammenhängt. Asthma beispielsweise macht Betroffenen vor allem nachts zu schaffen: Am Abend eine höhere Dosis eines entsprechenden Medikaments einzunehmen kann daher sehr sinnvoll sein. Zahnschmerzen, nicht aber tumorbedingte oder rheumatische Schmerzen, folgen dem Tagesrhythmus ebenfalls sehr genau. Mittags bis etwa 15 Uhr tut die Backe am wenigsten weh, nachts dagegen könnte man die Wände hochgehen. Die beste Zeit für den Zahnarztbesuch ist daher immer mittags. Genau zu diesem Zeitpunkt wirken Betäubungsmittel auch wesentlich länger als zu anderen Tageszeiten.

Besonders drastisch sind die tageszeitlichen Schwankungen beim Blutdruck, der bei gesunden Menschen in der zweiten Nachthälfte ein absolutes Minimum erreicht. Bei sekundären Hypertonikern, deren hoher Blutdruck die Folge einer anderen Erkrankung – z.B. eines Nierenleidens – ist, zeigt sich dieser Blutdruckabfall jedoch nicht. Auch bei Menschen, die Schichtarbeit leisten, sinkt der Blutdruck zu diesem Zeitpunkt nicht ab, was ein höheres Risiko für Spätschäden am Herzen bedeuten kann.

In der zweiten Nachthälfte sinkt der Blutdruck

Seit sich die Wissenschaft mit der biologischen Uhr der Menschen beschäftigt, wurden viele Informationen gesammelt. So weiß man inzwischen, dass ein Blutbild abhängig von der Tageszeit ist, zu der es gemacht wird. Mehrere Messungen können ein Tagesprofil mit einer größeren Aussagekraft ergeben.

Im Zusammenhang mit diesen tageszeitlichen Schwankungen des Organismus hat man die Auswirkungen der Medikamenteneinnahme zu unterschiedlichen Tageszeiten untersucht. Daraus hat sich die noch relativ junge Wissenschaft der Chronopharmakologie entwickelt.

Tageszeitabhängige Wirkung

Die Chronopharmakologie untersucht die zeitlichen Schwankungen der Wirkung eines Medikaments, denn wie sich herausgestellt hat, ist es nicht egal, ob man bestimmte Arzneimittel morgens, mittags oder abends nimmt. Ein gutes Beispiel ist die Gabe von Kortison. Der Körper produziert dieses Hormon selbst nach einem strengen Rhythmus und nach dem Gesetz von Angebot und Nachfrage. Morgens erzeugt die Nebennierenrinde viel, nachmittags wenig und nachts fast gar nichts davon. Nachproduziert wird nur dann, wenn die Konzentration besonders gering ist. Würde man Kortison in der Nacht einnehmen, hätte der Körper morgens einen hohen Kortisonspiegel und würde daher die eigene Hormonproduktion

Kortison wirkt unterschiedlich

drosseln. Ein durch den falschen Einnahmezeitpunkt hervorgerufener unerwünschter Effekt.

Acetylsalicylsäure (ASS), Diclofenac und andere Medikamente mit schmerzlindernder und entzündungshemmender Wirkung gelten als besonders aggressiv und können die Magenschleimhaut schädigen. Inzwischen weiß man aber, dass sie abends besser verträglich sind als in der Früh.

Auch die Hepatitis-B-Impfung scheint in ihrer Wirkung zeitabhängig zu sein. Ab besten kann sich der Impfschutz dann aufbauen, wenn die Impfung nachmittags gegeben wird.

Der beste Zeitpunkt

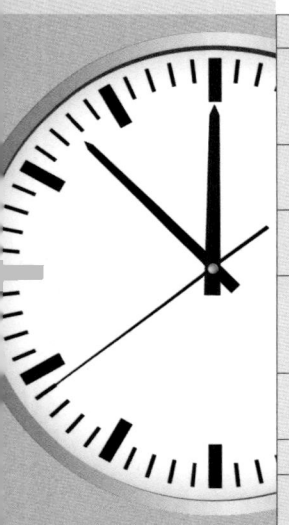

Wirkstoff	Optimale Einnahmezeit
Cimetidin, Famotidin (Medikamente bei Magenübersäuerung)	abends
Kortison	zwei Drittel der Dosis morgens, ein Drittel nachmittags
Opiate (Schmerzmittel)	morgens effektiver, abends höhere Dosis nötig
Nichtsteroidale Antirheumatika, Acetylsalicylsäure, Indomethazin (Schmerzmittel)	abends besser verträglich
Propranolol (Herz- und Blutdruckmittel)	beste Wirkung morgens
Diltiazem (Herzmedikament)	morgens
Adriamycin, Doxorubicin (Krebsmedikament)	bessere Toleranz und Wirkung um sechs Uhr

Quelle: Lemmer (2004)

Chemotherapie

Die meisten Arzneimittel zur Behandlung von Krebserkrankungen wirken auf die Zellteilung, um auf diese Weise entartete Zellen abzutöten. Da sie dabei auch gesunde Zellen angreifen, sind zahlreiche Nebenwirkungen die Folge. Während die Zellteilungsrate in verschiedenen Organen des Körpers im Tagesrhythmus aber sehr unterschiedlich ist, scheinen Tumorzellen ihre Rhythmik verloren zu haben. Gibt man nun Medikamente zur Krebsbehandlung genau zu jenen Zeiten, in denen die meisten Organe in der Zellteilung kaum aktiv sind, können die Arzneistoffe fast nur auf Tumorzellen wirken und verursachen dadurch weniger Nebenwirkungen.

Mittlerweile weiß man, dass die höchste Teilungsrate der Knochenmarkszellen und damit die höchste Empfindlichkeit für eine Schädigung durch eine Chemotherapie am frühen Nachmittag, die niedrigste nachts zwischen null und vier Uhr liegt. Das wiederum bedeutet, dass die Therapie in den frühen Morgenstunden wesentlich besser vertragen wird als am frühen Nachmittag. In klinischen Studien konnte auch nachgewiesen werden, dass die Dosis einiger Chemotherapiemittel um 15 bis 45 Prozent erhöht werden kann, wenn der optimale Zeitpunkt gewählt wird.

Am Morgen besser verträglich

Allerdings lassen sich diese positiven Ergebnisse nicht auf jede Krebsbehandlung anwenden, denn Tumor ist nicht gleich Tumor: Verschiedene Stadien, verschiedene Krebsarten und natürlich auch unterschiedliche Medikamente mit unterschiedlichem Angriffspunkt im Körper haben andere Wirkungen und Nebenwirkungen zu verschiedenen Tageszeiten.

Von der Tageszeit unabhängig

Alle Medikamente, die nicht kompliziert über das Blut im Körper verteilt werden müssen, sind – auch wenn sie oral eingenommen werden – zu jeder Zeit gleich wirksam. Dazu zählen rezeptfreie Arzneimittel, die die Magensäure in Speiseröhre und Magen neutralisieren. Sie wirken lokal auf rein physikalischem Weg, indem sie die überschüssige Säure neutralisieren und den pH-Wert im Magen anheben. Diese Medikamente sollten aber nur gelegentlich genommen werden. Wer regelmäßig unter saurem Aufstoßen und Magenschmerzen leidet, sollte unbedingt zum Arzt gehen, um den Ursachen auf die Spur zu kommen.

Manche Medikamente wirken lokal

Auch Tabletten gegen Halsschmerzen oder Blähungen, Gerbstoffe und Kohle gegen Durchfall sowie alle abschwellenden Mittel wirken rein physikalisch am Ort des Geschehens und sind damit vom Tagesrhythmus oder von der Einnahme von Mahlzeiten unabhängig.

Das richtige Intervall

Bei manchen Arzneimitteln ist ein bestimmtes Intervall zu beachten, damit der Arzneistoff den ganzen Tag über konstant im Körper wirken kann. Antibiotika, Mittel gegen HIV/Aids oder gegen Diabetes sollten daher immer zur gleichen Zeit eingenommen werden, denn bei einem zu großen Intervall wird die Wirkstoffkonzentration im Blut, die notwendig ist, um die jeweilige Krankheit erfolgreich zu behandeln, nicht mehr erreicht.

Genaue Angaben bei Antibiotika

Bei Antibiotika heißt das beispielsweise, dass sich in einem zu großen Intervall zwischen den Medikamentengaben die Bakterien so stark vermehren können, dass sie mit der normalen Dosierung des Antibiotikums nicht mehr besiegt werden können: Die Infektion verschlimmert sich wieder. Daher wird vom Arzt und Apotheker das Dosierungsschema genau auf dem Rezept bzw. der Packung vermerkt. „3 x täglich" bedeutet einen Abstand von etwa acht Stunden, „2 x täglich" einen Abstand von zwölf Stunden.

Wird eine „Einnahme nach Bedarf" verordnet, orientiert man sich am besten an dem im Beipacktext angegebenen Mindestabstand zwischen den Einnahmen. Darf die maximale Tagesdosis zum Beispiel vier Tabletten nicht überschreiten, sollte man bei Bedarf etwa alle sechs Stunden eine Tablette nehmen.

Bei Dosieraerosolen oder anderen Inhalatoren ist die gebräuchliche Anwendung in Hüben angegeben (► Seite 72). Mit dem veralteten Wort Hub ist hier ein Sprühstoß oder eben eine Inhalation gemeint.

Vor, nach oder mit der Mahlzeit?

Keine allgemeingültigen Richtlinien

Eine der häufigsten Fragen jedes Patienten ist, ob er seine Arznei vor, zum oder nach dem Essen einnehmen soll. Allgemeingültige Richtlinien dafür gibt es leider nicht. Tatsache ist aber, dass die gleichzeitige Aufnahme von Speisen und Getränken für die Wirkung von Medikamenten eine wichtige Rolle spielt und Wirkungseintritt sowie Wirkungsdauer deutlich beeinflussen kann (► Seite 116).

Bei den meisten Medikamenten erzielt man das beste Ergebnis, wenn man sie auf nüchternen Magen einnimmt. Nimmt man bei akuten

Schmerzen ein Schmerzmittel auf vollen Magen ein, dauert es bis zu eine Stunde länger, bis es wirkt. Allerdings greifen viele Medikamente den Magen an und dürfen daher bei empfindlicher Magenschleimhaut nicht auf nüchternen Magen eingenommen werden. Der Magengesundheit zuliebe ist es besser, in diesem Fall den verzögerten Wirkungseintritt in Kauf zu nehmen

Andererseits gibt es auch Medikamente, die unbedingt vor dem Essen eingenommen werden sollten, damit sie überhaupt ausreichend vom Körper aufgenommen werden können. Hält man sich hier nicht an die Anweisung, ist das Wirkungsausmaß drastisch herabgesetzt. Ähnliches gilt für manche Arzneistoffe, die unbedingt nach dem Essen eingenommen werden müssen. Dazu zählen auch alle Medikamente in Retardform, die über den ganzen Tag verteilt den Wirkstoff freisetzen sollen (▶ Kasten Seite 90).

Gibt es keine ausdrückliche Einnahmeempfehlung, ist es relativ egal, ob man das Medikament vor oder nach dem Essen nimmt. Braucht man ein Arzneimittel auf Dauer, sollte man möglichst nicht vom einmal gewählten Muster abweichen, damit die Wirkung konstant bleibt.

Wer mehrere Medikamente morgens einnehmen muss, braucht einen relativ genauen Zeitplan. Blutdrucksenkende Medikamente, Schilddrüsenhormone, Bisphosphonate gegen Osteoporose und manche Antidepressiva nimmt man am besten sofort nach dem Aufstehen. Um die Einnahme nicht zu vergessen, kann man schon am Abend die Packung auf dem Nachtkästchen vorbereiten, gemeinsam mit einem Glas Wasser.

Man sollte jedoch zwischen der Einnahme verschiedener Arzneimittel mindestens eine halbe Stunde verstreichen lassen. Waschen, Ankleiden, Frisieren können dieses erste Zeitfenster gut ausfüllen. Die Vorbereitung des Frühstücks schafft ebenfalls den nötigen Zeitabstand. Hat man morgens genügend Zeit, kann man andere Arzneien zum Beispiel nach der morgendlichen Zeitungslektüre nehmen. Berufstätige, die es eilig haben, nehmen manche Medikamente sinnvollerweise erst am Arbeitsplatz. Der nötige Zeitabstand kann so viel besser eingehalten werden.

Wird im Beipackzettel eine Einnahme während des Essens empfohlen, ist damit gemeint, dass die Arznei spätestens innerhalb von fünf Minuten nach der Mahlzeit eingenommen werden soll. Bei einigen Medikamenten bewirkt nämlich die Nahrungsaufnahme, dass sich der Wirkstoff besser

Verzögerter Wirkungseintritt

Genauer Zeitplan erforderlich

auflösen kann. So steigt bei manchen Betablockern (das sind Medikamente, die Blutdruck und Pulsfrequenz senken) der Wirkstoffspiegel im Blut, wenn sie zum Essen eingenommen werden. Auch Diabetesmedikamente mit dem Wirkstoff Acarbose sollte man mit den ersten Bissen einer Mahlzeit schlucken.

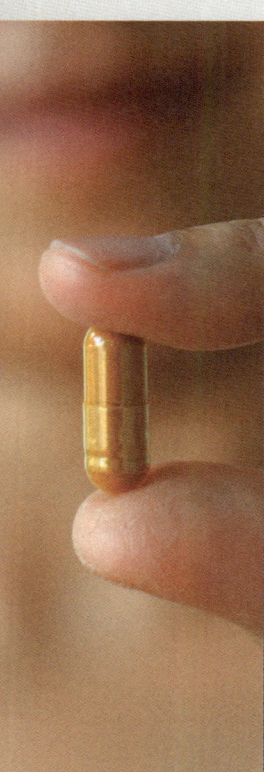

Vor oder nach einer Mahlzeit

Welche Arzneimittel bzw. Wirkstoffe besser vor oder nach dem Essen eingenommen werden – der Abstand sollte in beiden Fällen mindestens 30 Minuten betragen
Vor der Mahlzeit
– Bisphosphonate (Osteoporosemedikamente) – Protonenpumpenhemmer, Sucralfat (Magenschutz) – Selektive Serotonin-Wiederaufnahmehemmer (Antidepressiva) – Penicilline, Cephalosporine, Tetrazykline (Antibiotika) – ACE-Hemmer (Bluthochdruckmittel) – Sulfonylharnstoffe (Diabetesmedikamente) – Jodverbindungen (Schilddrüsenmedikamente) – Eisenpräparate – Metoclopramid (Mittel gegen Erbrechen)
Nach der Mahlzeit
– Nichtsteroidale Antirheumatika (Rheumamittel) – Allopurinol (Arzneimittel gegen Gicht) – Antiepileptika (Mittel gegen Epilepsie) – Antikoagulanzien (Blutverdünner) – Kortison – Levodopa (Parkinsonmedikamente) – Sulfonamide (Antibiotika) – Zytostatika (Krebsmedikamente) – Diabetesmedikamente mit Ausnahme von Sulfonylharnstoffen – Alle Medikamente mit verzögerter, lang andauernder Wirkstoffgabe (Retardpräparate)

Therapietreue

Die Bereitschaft des Patienten, ärztliche Empfehlungen zu befolgen, wird in der Fachwelt mit dem englischen Wort „compliance" bezeichnet, was soviel heißt wie Therapietreue. In letzter Zeit wird dieser Begriff immer öfter durch „adherence" ersetzt, was im Prinzip das Gleiche bedeutet, bloß kommt damit die aktive Zusammenarbeit von Arzt und Patient im Sinne einer gemeinsamen Entscheidungsfindung und Therapiezielverein-barung zum Ausdruck. Ob Compliance oder Adherence: Bei einer medika-mentösen Behandlung bedeutet das, dass das richtige Arzneimittel in der richtigen Dosierung zum richtigen Zeitpunkt und über den notwendigen Zeitraum angewendet wird.

Gemeinsame Entscheidung von Arzt und Patient

Viele Faktoren sind dafür ausschlaggebend, ob ein Patient therapie-treu ist. Von Bedeutung ist vor allem, wie sehr ihn der Arzt in die Ent-scheidung, welche Behandlung die für ihn richtige ist, einbezogen hat. Eine Reihe von Studien hat gezeigt, dass eine gemeinsame Entscheidung, wie das Gesundheitsproblem in Angriff zu nehmen ist, zum einen die Zufriedenheit des Patienten mit dem behandelnden Arzt sowie mit dem Therapieverlauf steigert und eben auch die Therapietreue – und damit die Chancen für den Behandlungserfolg – erhöht.

Die Kommunikation in der Arztordination ist nicht immer einfach. Als Betroffener und Hilfesuchender ist man in einer anderen Situation als der Arzt. Das macht Patienten jedoch keineswegs zu Befehlsempfängern. Als medizinischer Laie kann man nicht alles wissen. Es besteht kein Grund, sich dafür zu schämen. Aber auch wenn man alles verstanden hat, ist man vielleicht unsicher. Sich durch Nachfragen zu versichern, ist sinnvoll und das Recht jedes Patienten, zumal dem Arzt eine Aufklärungspflicht zukommt.

Patienten sind keine Befehls-empfänger

Dass rund ein Drittel der von den heimischen Ärzten verschriebenen Medikamente nicht einmal von der Apotheke abgeholt werden, spricht in diesem Zusammenhang Bände. Allerdings gibt es auch andere Ein-flussfaktoren für die Therapietreue. Die Weltgesundheitsorganisation WHO nennt:

- Ausbildungsstand und Einkommen des Patienten
- die Fähigkeit des Patienten zur Selbstorganisation

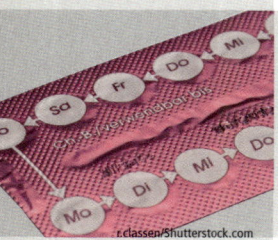

Für Vergessliche

Der Hauptgrund für die Non-Compliance, also das Nichtbefolgen der Therapie, liegt in der Vergesslichkeit. Blisterstreifen, in die Tabletten, Kapseln oder Dragees eingeschweißt sind, haben daher oft Markierungen mit den entsprechenden Wochentagen. So kann man einfach erkennen, ob man vergessen hat, das Medikament zu nehmen. Tablettenwecker und in letzter Zeit immer mehr Apps fürs Handy erinnern akustisch oder optisch an die Einnahme.

- die Ausprägung der Krankheitssymptome und den gefühlten Nutzen der Therapie
- Nebenwirkungen der Behandlung und Komplexität der Verabreichung
- die Kostenübernahme durch das Gesundheitssystem

Alternativen besprechen

Wichtig ist jedenfalls, dass man im Gespräch mit dem Arzt nachfragt, welchen Nutzen die Therapie hat, wie die Medikamente zu nehmen sind, mit welchen Nebenwirkungen zu rechnen ist, mit welcher Wahrscheinlichkeit sie eintreten und was man selbst zum Erfolg der Behandlung beitragen kann. Falls das Medikament nicht gut vertragen wird, sollten mit dem Arzt Alternativen besprochen werden.

Chronische Erkrankungen

Regelmäßige Einnahme ist wichtig

Patienten mit chronischen Erkrankungen müssen oft jahrelang Medikamente einnehmen, etwa gegen hohen Blutdruck, einen zu hohen Cholesterinspiegel oder Herzprobleme. Studien haben gezeigt, dass rund die Hälfte dieser Arzneimittel nicht so eingenommen wird, wie mit dem Arzt besprochen (Zullig et al. 2013). Der Grund liegt mitunter darin, dass sich das Leiden durch das Medikament bessert und der Patient dann meint, die Dosis reduzieren oder ganz auf das Mittel verzichten zu können. Oder aber die Symptome waren nie so schlimm, sodass die Medikamenteneinnahme als lästiges Übel erscheint.

Regelmäßig ein Arzneimittel nehmen zu müssen, ist nicht sonderlich angenehm und hat außerdem den negativen Beigeschmack, krank zu sein. Wer sich nicht krank fühlt, will auch nicht daran erinnert werden, dass etwas nicht stimmt. Eine Dauermedikation kann allerdings vor mitunter schweren Folgeerkrankungen bewahren. Freilich kann es sein, dass die medikamentöse Therapie im Lauf der Zeit angepasst werden muss. Regelmäßige ärztliche Kontrollen sind daher immer notwendig.

Jeder fünfte Patient, der langfristig Arzneimittel nehmen muss, setzt diese vorzeitig ab. Antidepressiva beispielsweise werden sogar von der Hälfte der Patienten drei Monate nach Beginn der Therapie nicht mehr eingenommen. Die Gründe dafür können unterschiedlich sein. Zum einen sprechen weniger als 50 Prozent der Patienten auf das erste Antidepressivum an, das sie verschrieben bekommen; dass sie auf die Einnahme verzichten wollen, ist nachvollziehbar, zumal trotz Nichtansprechen Nebenwirkungen auftreten können. Und jene, denen die Medikamente helfen, fühlen nach ein paar Wochen eine Besserung ihres Zustands und meinen, auch ohne die Mittel auszukommen. In jedem Fall sollten Antidepressiva nicht von einem Tag auf den anderen abgesetzt werden, denn das kann äußerst unangenehme bis gefährliche Nebenwirkungen haben.

Antidepressiva werden rasch abgesetzt

Studien zeigen aber auch, dass die Therapietreue sehr stark davon abhängt, wie viele Mittel bzw. welche Dosierungen man nehmen muss. Bei einem einzigen Medikament einmal pro Tag beträgt die Compliance knapp 80 Prozent, bei dreimal täglicher Einnahme nur mehr 65 Prozent und bei viermal täglicher Einnahme bloß 50 Prozent.

Therapietreue hängt von der Art der Anwendung ab

Akute Erkrankungen

Bei akuten Erkrankungen erfolgt die Medikamenteneinnahme lediglich über einen kurzen Zeitraum. Entzündungshemmende Schmerzmittel, Antibiotika oder Antiallergika nimmt man nur für ein paar Tage oder Wochen. Doch auch hier gilt es, die besprochene Medikation einzuhalten.

Bestimmte Antibiotika wirken nur dann optimal, wenn sie mindestens fünf bis zehn Tage in der vorgeschriebenen Dosis eingenommen werden. Wird die Arznei früher abgesetzt, besteht die Gefahr, dass sich die Bakterien weiter ausbreiten und die Krankheit sich verschlimmert. Auch der Bildung von Resistenzen wird auf diese Weise Vorschub geleistet: Das Antibiotikum kann dann gegen die Keime gar nichts mehr ausrichten.

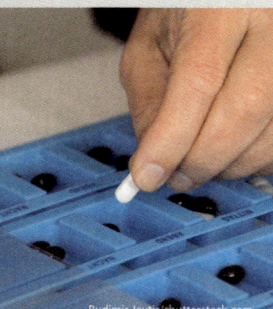

Budimir Jevtic/shutterstock.com

Die Treue unterstützen

Vorteilhaft auf die Compliance wirken:

- Aufklärung über Wirkung und mögliche Nebenwirkungen der Medikamente und die Folgen einer Nichtbehandlung
- klare Dosierungsregeln
- geringe tägliche Tabletteneinnahme
- Einnahmehilfen wie Medikamentenboxen und elektronische Erinnerungen
- Kontrolltermine beim Arzt

Andererseits hat es keinen Sinn, solche Medikamente länger einzunehmen als empfohlen. Hat das Antibiotikum nach der besprochenen Zeit nicht gewirkt, müssen mit dem Arzt weitere Therapieschritte abgeklärt werden.

Ähnliches gilt für Kortisonsalben, die in der Regel sehr rasch einen heilenden Effekt zeigen. Falls die Salbe jedoch nach wenigen Tagen keine ausreichende Besserung der Symptomatik bewirkt, muss eine andere Therapie gewählt werden – eine Entscheidung, die nur gemeinsam mit dem Arzt getroffen werden kann.

Insgesamt ist die Therapietreue bei akuten Erkrankungen wesentlich höher als bei chronischen. Ein Antibiotikum zehn Tage lang zu schlucken ist auch viel einfacher, als für den Rest seines Lebens einen Blutdrucksenker einzunehmen. Noch dazu bemerkt man bei akuten Krankheiten meist sehr schnell einen Therapieerfolg, während eine Dauermedikation Symptome lindert oder einen Mangelzustand auszugleichen hilft.

Bessere Therapie-treue bei akuten Erkrankungen

Aufbewahrung von Medikamenten

Über die Wirksamkeit eines Arzneimittels entscheidet auch die Art der Aufbewahrung. Die meisten Medikamente sollten trocken und nicht zu warm gelagert werden. Ausnahmen sind etwa Insulin oder Impfstoffe (► Seite 97). Ist im Beipacktext nichts anderes vermerkt, müssen Arznei-

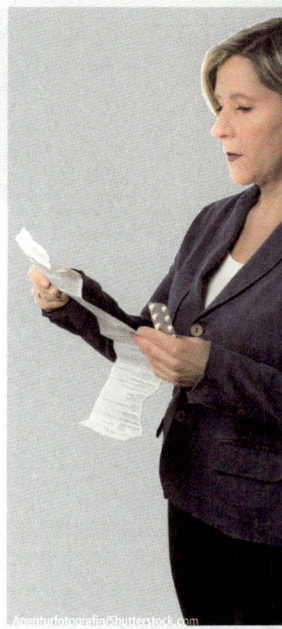

> **Beipacktext aufbewahren**
>
> Der Beipacktext enthält wichtige Angaben über Verwendungszweck, Lagerung und Dosierung eines Medikaments. Er sollte deshalb immer mit dem Arzneimittel in der Originalverpackung aufbewahrt werden. Bei Verlust des Zettels oder Unsicherheiten betreffend den Inhalt des Textes gibt es im Internet Hilfe (▶ Seite 110).

mittel vor Licht und Feuchtigkeit geschützt bei 18 bis 20 Grad Celsius aufbewahrt werden. Auch wenn manche es praktisch finden: Das Badezimmer ist kein geeigneter Ort, denn dort ist die Luftfeuchtigkeit und meist auch die Temperatur höher. Am besten lässt man die Medikamente in der Originalverpackung, und zwar mit Beipackzettel, und entnimmt sie erst unmittelbar vor Gebrauch. Die Schuhschachtel, in der verschiedene Pillen, Pülverchen, Nasentropfen und Hustensäfte kunterbunt durcheinander liegen, oft noch ohne Überkarton und Gebrauchsinformation, ist die ungünstigste aller Lösungen. Sie kann im Notfall zu Verwechslungen führen, was gefährliche Folgen haben kann.

Hausapotheke

Die Hausapotheke sollte sich an einem trockenen, nicht zu warmen Ort ohne direkte Sonneneinstrahlung befinden. Sie sollte einfach und schnell zugänglich sein, allerdings nur für Erwachsene, und am besten kindersicher verschlossen. An der Türinnenseite eine Erste-Hilfe-Anleitung und eine Liste mit Notfallnummern anzubringen, ist jedenfalls eine gute Idee:

- 144 Rettung
- 141 Ärztefunkdienst (in der Nacht und am Wochenende)
- 01 406 43 43 Vergiftungszentrale
- die Telefonnummer von Hausarzt und Kinderarzt

Liste mit
Notfallnummern

Es ist sinnvoll, den Inhalt der Hausapotheke einmal im Jahr zu überprüfen, Fehlendes aufzufüllen und abgelaufene Medikamente oder solche, die schon länger als ein halbes Jahr angebrochen sind, zu entsorgen.

Das gehört in die Hausapotheke

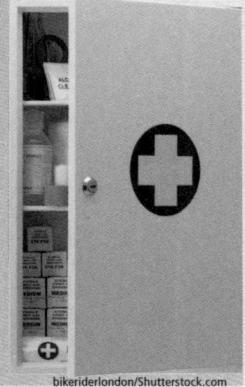

bikeriderlondon/Shutterstock.com

- Schmerz- und Erkältungsmittel
- Mittel gegen Verdauungsbeschwerden
- ein Vorrat an Dauermedikamenten plus Dosierungsplan
- Wunddesinfektionsmittel
- sterile Kompressen und Mullbinden
- Sicherheitsnadeln, Verbandklammern
- Verbandschere
- Pflaster
- Mittel gegen Mückenstiche, Sonnenbrand, Juckreiz
- Splitterpinzette
- Fieberthermometer
- Einmalhandschuhe

Reste und Überflüssiges entsorgen

Flüssigkeiten, Cremen, Salben und Gels sind besonders empfindlich, sie oxidieren, wenn sie mit Sauerstoff in Verbindung kommen. In Augen- und Nasentropfen siedeln sich rasch Keime an (▶ Seite 68). Rezeptpflichtige Arzneimittel, die für eine bestimmte Krankheit oder für bestimmte Beschwerden vom Arzt verschrieben wurden, gehören nur für die Dauer der Therapie in die Hausapotheke. Ist die Behandlung vorbei, werden die Reste entsorgt (▶ Seite 99).

Es kommt nicht von ungefähr, dass gewisse Medikamente einer Rezeptpflicht unterliegen: Bei diesen Arzneimitteln ist ärztliche Überwachung besonders wichtig. Vor allem Antibiotika sollten immer über einen bestimmten Zeitraum eingenommen werden, die Packungsgrößen sind der notwendigen Einnahmedauer angepasst – Antibiotika dürften also gar nicht übrig bleiben.

Lagerung im Kühlschrank

Manche Medikamente müssen im Kühlschrank aufbewahrt werden. Hinweise dazu finden sich immer auf der Originalverpackung. Bei der Abgabe in der Apotheke weist der Apotheker zusätzlich darauf hin. Kühl bedeutet eine Temperatur von 9 bis 15 Grad Celsius. Die wird üblicherweise in der Gemüselade des Kühlschranks erreicht. Allerdings sollten die

Packungen die Rückwand des Kühlschranks nicht berühren, da sonst die Gefahr des Einfrierens besteht. Dann ist die Wirksamkeit der Arzneimittel erst recht wieder reduziert.

Darüber hinaus gibt es sehr empfindliche Medikamente wie Impfstoffe oder Insulin, die ihre Wirkung verlieren, wenn sie Temperaturen über 8 Grad Celsius ausgesetzt sind. Diese Medikamente müssen bei 2 bis 8 Grad im Kühlschrank gelagert werden. Um sicherzugehen, sollte die Temperatur im Kühlschrank regelmäßig überprüft werden. Wer mit solchen Medikamenten reisen muss, für den ist eine Kühltasche sinnvoll. Darin dürfen die Medikamente aber nie direkt auf den Kühlakku gelegt werden, denn bei zu großer Kälte können beispielsweise die Trägerstoffe des Arzneimittels verhärten, und auch das kann die Wirksamkeit beeinflussen.

Impfstoffe und Insulin verlieren ihre Wirkung

Raumtemperatur im Sommer

Unter Raumtemperatur versteht man im Allgemeinen 18 bis 25 Grad Celsius. Die werden im Sommer öfter überschritten. Eine sichere Aufbewahrung der Medikamente ist dann nicht mehr gewährleistet. Ab etwa 30 Grad schmelzen Zäpfchen, verflüssigen sich Gels und können Dragee-Oberflächen absplittern. Durch Wärme, Licht und hohe Luftfeuchtigkeit verändern sich Medikamente nicht nur äußerlich, es werden auch ihre Wirkstoffe beeinträchtigt. Obwohl grundsätzlich nur jene Arzneimittel im Kühlschrank aufbewahrt werden sollen, bei denen es auf dem Beipackzettel vermerkt ist, stellen Raumtemperaturen von 30 Grad und mehr eine Ausnahmesituation dar. An besonders heißen Tagen gehören alle Medikamente in den Kühlschrank oder in eine Kühltasche.

30 Grad Celsius ist zu viel

Ablaufdatum

Wie Lebensmittel sind auch Medikamente nur beschränkt haltbar. Der Hersteller garantiert die Wirkung nur für den auf der Verpackung mit dem Verfallsdatum angegebenen Zeitraum. Abgelaufene Medikamente müssen ordnungsgemäß entsorgt werden (▶ Seite 99). Wie lange das Ablaufdatum überschritten ist, spielt dabei keine Rolle. Das gilt im Übrigen auch für kühl zu lagernde Arzneimittel.

Ablaufdatum gilt für nicht angebrochene Packungen

Zum Glück halten Medikamente meist sehr lange. Um diese jahrelange Sicherheit und Stabilität zu gewährleisten, werden verschiedene Hilfsstoffe zugefügt und spezielle Verpackungen gewählt. So sind beispielsweise Pillen in eine Blisterfolie eingeschweißt in der Regel haltbarer als in einem Glasbehälter. Bei jedem Öffnen des Behälters können nämlich Sauerstoff und Feuchtigkeit eindringen und das Präparat langsam chemisch verändern. Das Ablaufdatum gilt auch aus diesem Grund immer nur für nicht angebrochene Packungen bzw. für Pillen, die in der Folie eingeschweißt sind. Salben, Tropfen und Säfte hingegen haben, wenn auf der Verpackung nichts anderes vermerkt ist, eine durchschnittliche Aufbrauchfrist von sechs Wochen. Das heißt, dass sie spätestens sechs Wochen nach dem ersten Öffnen nicht mehr verwendet werden dürfen, auch wenn das Verfallsdatum noch nicht überschritten ist. Deshalb ist es günstig, das Datum auf der Verpackung zu notieren, wenn man eine Tube oder Flasche öffnet.

Arzneimittel, die in der Apotheke auf ärztliche Verordnung individuell angefertigt wurden, dürfen auf keinen Fall länger als notwendig daheim aufbewahrt werden. Sie enthalten meist verschreibungspflichtige Arzneistoffe, die ohne ärztlichen Rat nicht wieder verwendet werden sollen. Sie werden auch oft ohne Konservierungsmittel hergestellt, sodass ihre Haltbarkeit wesentlich kürzer ist als bei Industrieprodukten. Reste von sogenannten magistralen Anfertigungen müssen nach Therapieabschluss fachgerecht in der Apotheke entsorgt werden.

Verbandmaterialien

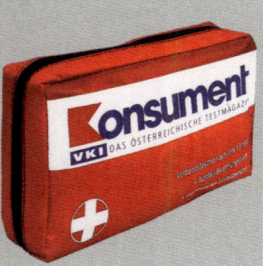

Auch Mullbinden, Tupfer und Pflaster haben ein Ablaufdatum. Heftpflaster und Wundschnellverbände verlieren mit der Zeit vor allem ihre Klebefähigkeit, Mullbinden und Tupfer ihre Sterilität. Was für die Hausapotheke gilt, ist auch für die Autoapotheke wichtig. Ein VKI-Test zeigte jedoch, dass die meisten Autofahrer das Ablaufdatum nicht überprüfen. Hier kann es mitunter teuer werden, das Ablaufdatum zu übersehen. Bei einer polizeilichen Kontrolle gibt es dafür nämlich empfindliche Geldstrafen. Deshalb sollte man die Autoapotheke einmal im Jahr kontrollieren.

Entsorgung von Medikamenten

Nicht immer lässt sich leicht feststellen, ob ein Arzneimittel noch in Ordnung ist, manchmal ist es jedoch deutlich zu erkennen. Bei Salben und Cremen sind ein ranziger Geruch und Wasserabsonderungen klare Zeichen dafür, dass das Medikament verdorben ist. Bei Dragees bekommt der Lacküberzug oft Flecken oder Risse. Tabletten zerbröseln klumpig, Brausetabletten lösen sich nicht mehr vollständig im Wasser auf, Tees setzen Schimmel an. Tropfen und Säfte werden trüb oder bekommen einen Bodensatz. Viele Kopfschmerztabletten machen es uns besonders leicht: Der Arzneistoff Acetylsalicylsäure zersetzt sich bei Feuchtigkeit, was durch Wärme noch beschleunigt wird. Erkennbar ist dieser Prozess am strengen Essiggeruch. Wer nicht sicher ist, kann seine Hausapotheke kostenlos in der Apotheke überprüfen lassen.

Medikamente sollte man nicht in den Hausmüll werfen. Eine Umfrage in Deutschland ergab, dass fast jeder Vierte das dennoch tut. Flüssige Präparate werden meist in die Toilette oder ins Waschbecken gegossen. In Österreich dürfte das nicht viel anders sein. Ein sorgloser Umgang ist mitverantwortlich dafür, dass Wirkstoffe von Arzneimitteln immer häufiger in Flüssen, im Grundwasser und vereinzelt sogar im Trinkwasser landen. Das Beste ist, Altmedikamente in die Apotheke zu bringen.

Nicht in den Hausmüll werfen!

Auch gebrauchte Spritzen sollen nicht im Hausmüll entsorgt, sondern bei Sondermüllsammelstellen oder zumindest in einem geschlossenen Behälter in der Apotheke abgegeben werden. Verbandstoffe, Binden, Windeln oder Pflaster sind hingegen keine Arzneimittel – sie können im Hausmüll landen.

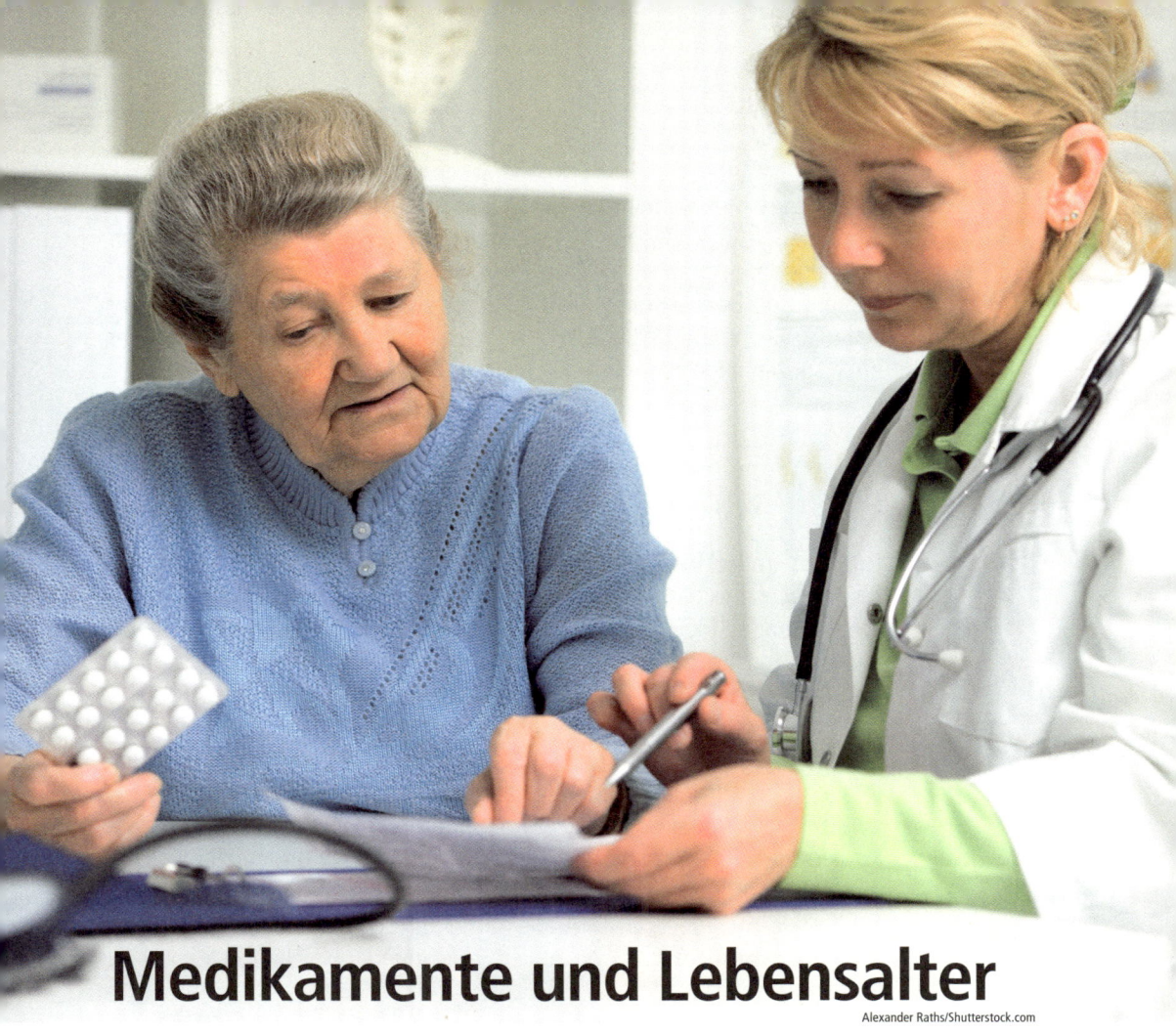

Medikamente und Lebensalter

Kinder sind keine kleinen Erwachsenen – sie brauchen auch andere Arzneimittel. Ältere Menschen nehmen oft zu viele Medikamente ein. In den meisten Fällen kann das geändert werden.

Nicht jedes Medikament ist für Menschen jeden Alters gleich gut geeignet. Abgesehen davon, dass sie andere Krankheiten plagen, brauchen Babys andere Arzneien als ältere Menschen. Das gilt nicht nur für Dosierung und Darreichungsform. Wirkstoffe werden nicht in jedem Alter optimal vertragen. Deshalb gibt es spezielle Kindermedikamente, aber auch spezielle Einschränkungen bei Medikamenten für Senioren.

Medikamente für Kinder

Um Arzneimittel für Kinder auf den Markt zu bringen, genügt es nicht, die für Erwachsene passende Dosierung herunterzurechnen und ein wohlschmeckendes Fruchtaroma einzuarbeiten. Vielmehr müssen die Medikamente hinsichtlich der geeigneten Dosierung neu untersucht werden, und ihre Wirksamkeit und Unbedenklichkeit muss in eigenen Studien nachgewiesen werden. Häufig ist auch noch die Entwicklung einer eigenen, kindgerechten Darreichungsform (z.B. eines Saftes) notwendig. Das war jedoch nicht immer so. Tatsächlich sind auch heute noch bis zu 80 Prozent der Arzneimittel, die Kindern verabreicht werden, nie an Kindern getestet worden. Das ändert sich jetzt nach und nach, da 2007 eine EU-Verordnung in Kraft getreten ist, die sicherstellen soll, dass auch für Kinder und Jugendliche Arzneimittel verfügbar sind, die für ihre Altersgruppe hinsichtlich Wirksamkeit und Unbedenklichkeit in klinischen Studien geprüft wurden (▶ Seite 20).

Medikamente müssen für Kinder neu untersucht werden

Dosierung

Medikamente für Erwachsene dürfen niemals ohne fachliche Beratung Kindern verabreicht werden. Ärzte können solche Erwachsenen-Mittel für Kinder „off-label" verschreiben, das heißt, ohne dass sie für diese Anwendung zugelassen sind. In diesem Fall müssen die Ärzte die Patienten bzw. deren Eltern besonders sorgfältig über mögliche Nebenwirkungen oder Risiken aufklären und sie tragen das volle Risiko, falls es zu Zwischenfällen kommt, die im Zusammenhang mit der Anwendung des

Fachliche Beratung einholen

Medikaments stehen (▶ Seite 26). Keinesfalls sollten Eltern ohne ärztlichen Rat Medikamente, die für Erwachsene bestimmt und getestet sind, in geringerer Dosierung ihrem Kind geben.

Viele Kinder tun sich schwer damit, Tabletten oder Dragees zu schlucken. Wichtige Arzneimittel wie Antibiotika gibt es deshalb für Kinder meist als Saft, und zwar mit den entsprechenden Dosierungsanweisungen pro Kilogramm Körpergewicht. Wenn ein Medikament in Saftform dem Kind nicht schmeckt, sollte es aber nicht mit Wasser verdünnt werden. Das könnte die Wirkung verändern. Anders verhält es sich mit Tropfen. Viele flüssige Arzneimittel enthalten Alkohol. Nicht so viel, dass es einem Kind schaden könnte, aber gerade so viel, dass Kinder die Einnahme verweigern. Der scharfe, alkoholische Geschmack ist sehr gut durch Verdünnen mit Wasser zu mildern.

> **Kinder haben Schwierigkeiten beim Schlucken**

Der Wiener Kinderarzt Ferdinand Sator rät auch davon ab, Kindern die Medikamente ins Essen oder ins Fläschchen zu mischen. Erstens riechen viele Kinder den Braten im wahrsten Sinn des Wortes und verweigern dann die ganze Mahlzeit. Zweitens bekommen sie nicht die notwendige Dosis des Arzneimittels, wenn sie ihr Fläschchen nicht austrinken, und schließlich sind nicht alle Medikamente dazu geeignet, gemeinsam mit einer Mahlzeit eingenommen zu werden (▶ Seite 84) (Sator 2013).

Ist das Kind noch klein, sind Zäpfchen eine gute Darreichungsform (sofern es den benötigten Wirkstoff als Zäpfchen gibt). Auch wenn das Zäpfchen im Vergleich zur Zartheit eines Babys riesig erscheint, sollte es nicht halbiert werden: In den meisten Fällen zerbricht es beim Versuch, es mit einem Messer zu zerschneiden. Werden die Kinder älter, wird die Verabreichung von Zäpfchen immer schwieriger. Viele größere Kinder verweigern es schlicht (▶ Seite 78).

> **Kindersichere Verschlüsse sind wichtig. Noch wichtiger ist die kindersichere Verwahrung von Arzneimitteln**

Kindersichere Verpackung

Etliche Medikamente sind heute schon kindersicher verpackt. Doch manche der gebräuchlichen Blister-Verpackungen können relativ leicht von Kinderhand geöffnet werden. Bei vielen

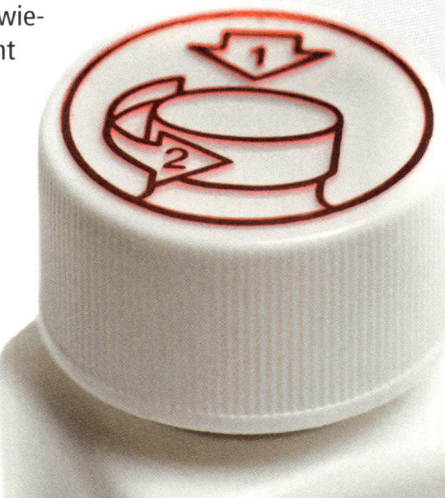

Medikamenten reicht schon die Einnahme von einigen wenigen Tabletten aus, um bei Kindern zu schweren Vergiftungen zu führen. In einzelnen Fällen kann weniger als eine ganze Tablette bereits ein Kind töten. Besser, als sich auf die Kindersicherheit von Medikamentenverpackungen zu verlassen, ist die kindersichere Verwahrung. Sämtliche Arzneimittel sollten stets so aufbewahrt werden, dass sie von Kindern nicht erreicht werden können. Am besten eignet sich dafür ein versperrbarer Schrank, angebracht in entsprechender Höhe. Selbst wenn sich ein neugieriges Kind auf einen Sessel stellt, darf es nicht an die Hausapotheke herankommen (▶ Seite 95).

Medikamente für Senioren

Mehr Krankheiten und Beschwerden

Die Lebenserwartung hat sich im vergangenen Jahrhundert von 40 auf über 80 Jahre mehr als verdoppelt. Doch nicht jeder hat das Glück des gesunden Altwerdens. Mit den Jahren kommen auch mehr Krankheiten und Beschwerden. Und damit mehr Medikamente.

Zu viele Medikamente

Problem Polypharmazie

Laut einer Berliner Studie leidet jeder dritte über 70-Jährige an mindestens fünf verschiedenen Krankheiten, entsprechend viele Medikamente bekommen die Patienten verschrieben („Polypharmazie" im Fachjargon). Während über 60-Jährige im Durchschnitt täglich drei Medikamente einnehmen, sind es bei den über 70-Jährigen bereits acht, dazu oft noch rezeptfreie Arzneimittel oder Nahrungsergänzungsmittel (Weilguni 2014). Das ist dann manchmal doch zu viel. Zumal viele Arzneimittel sich nicht miteinander vertragen und es zu unerwünschten Wechselwirkungen kommt; und etliche Arzneistoffe sind gar nicht klinisch an älteren Menschen mit verschiedenen Krankheiten getestet (▶ Seite 22). Auch Behandlungsleitlinien, an denen sich die Ärzte in der Auswahl ihrer Therapie orientieren, nehmen oft keine Rücksicht darauf, dass der Patient auch noch andere Leiden hat.

So klagen viele ältere Menschen über Müdigkeit, Benommenheit, stolpern und fallen hin oder haben Gedächtnislücken. Auch Mundtrockenheit und leichter Schwindel sowie akute Verwirrtheitszustände treten auf. Das alles wird bei ihnen oft dem Alter zugeschrieben und führt zuweilen zur Diagnose „Demenz". Aber viel eher kann es sich dabei um Neben- oder Wechselwirkungen von Medikamenten handeln. Zumal in höherem Alter unerwünschte Arzneimittelwirkungen siebenmal häufiger auftreten als bei jüngeren Patienten, wobei Frauen noch stärker betroffen sind als Männer. Daten aus einem deutschen Pflegeheim zeigen, dass es in einem Zeitraum von 30 Tagen bei 42 Patienten zu 54 unerwünschten Wechselwirkungen von Medikamenten kam (Thürmann 2010). Diese Zahlen sind durchaus auf Österreich übertragbar. So ist im Alter auch das Risiko von arzneimittelbedingten Klinikeinweisungen zwei- bis dreimal so hoch wie in jüngeren Jahren.

> Gedächtnislücken sind oft Nebenwirkungen von Medikamenten

Weniger Arznei ist da manchmal mehr. Das ist auch den Patienten selbst bewusst. Australische Pharmakologen haben in einer Umfrage unter älteren Patienten festgestellt, dass zwar 78 Prozent glaubten, alle ihre Medikamente seien notwendig; doch 65 Prozent von ihnen waren der Meinung, zu viele Medikamente zu nehmen; 16 Prozent waren der Ansicht, mindestens ein Medikament zu nehmen, das nicht notwendig

Fragen stellen

Wenn der Arzt zum Rezeptblock greift, sind folgende Fragen angebracht:

- Warum verschreiben Sie mir dieses Medikament?
- Gibt es andere Möglichkeiten der Behandlung meines Problems?
- Was bewirkt das neue Medikament bei mir?
- Welche Nebenwirkungen hat es? Wie kann ich sie vermeiden?
- Kann ich das neue Medikament mit anderen, die ich schon verordnet bekam, einnehmen?
- Kann ich dieses Medikament mit den pflanzlichen Heilmitteln, die ich verwende, einnehmen?
- Kann ich zunächst eine Testpackung bekommen?
- Wurde dieses Medikament an älteren Patienten getestet?

Quelle: Frühwald (2014)

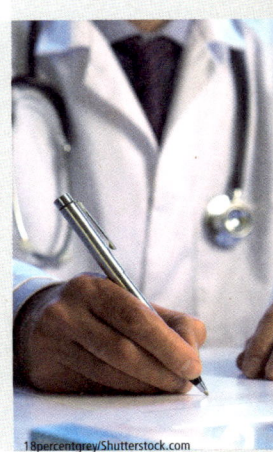

18percentgrey/Shutterstock.com

sei; 68 Prozent hätten gerne die Anzahl ihrer Arzneimittel reduziert; und 92 Prozent wollten die Medikation sofort absetzen, wenn ihr Arzt das für gerechtfertigt hielte (Reeve et al. 2013).

Das Problem der Polypharmazie wird in letzter Zeit vermehrt thematisiert. Die Lösung ist nicht einfach, denn einerseits sollen Krankheiten behandelt, andererseits unerwünschte Neben- und Wechselwirkungen der Arzneimittel vermieden werden. Keinesfalls sollte man ohne fachlichen Rat Medikamente, die der Arzt verschrieben hat, einfach nicht mehr nehmen. Aber gemeinsam mit dem Arzt darüber nachzudenken, ob wirklich alles in der angegebenen Dosierung notwendig ist, das ist sicherlich sinnvoll. Denn oft können beispielsweise Medikamente, die während eines Krankenhausaufenthalts verabreicht wurden und auch auf dem Entlassungsbrief angeführt sind, nach einiger Zeit wieder abgesetzt oder reduziert werden.

Keine einfache Lösung *(Randnotiz)*

Andere Wirkung

Altern ist mit vielen physiologischen Veränderungen im Körper verbunden, die die Wirkung von Arzneimitteln beeinflussen. So kann beispielsweise die Wirkdauer von Arzneistoffen durch verschiedene Faktoren in fortgeschrittenem Alter deutlich verlängert sein. Wesentlich ist dabei die Durchblutung der Leber, die mit den Jahren kontinuierlich abnimmt. Dadurch wird auch der Abbau eines Arzneistoffs verzögert, er kann im Körper länger wirken. Ähnliches gilt für die Niere, deren Filtertätigkeit im Alter ebenfalls abnimmt. Zusätzlich sinkt der Anteil des Körperwassers, während der Fettanteil zunimmt: Fettlösliche Arzneistoffe werden daher besser gespeichert und wirken wie ein Depot. Andererseits weiß man aber auch, dass ältere Menschen auf manche Arzneistoffe weniger gut ansprechen als jüngere Erwachsene.

Oft verlängerte Wirkdauer *(Randnotiz)*

Manche Medikamente können bei älteren Patienten vor allem Nebenwirkungen im zentralen Nervensystem verursachen. Veränderungen des Schlaf-wach-Rhythmus bis hin zu Wahnvorstellungen, die mitunter zur Einweisung ins Krankenhaus führen, können die Folge sein. Deshalb sollte man alten Menschen ohne ärztlichen Rat keine Medikamente geben, die man selbst verordnet bekommen hat.

Nebenwirkungen im zentralen Nervensystem *(Randnotiz)*

Hürden beim Einnehmen

Medikamente werden nicht immer vorschriftsmäßig eingenommen; vor allem, wenn es sich um eine Dauermedikation handelt. Oft wird der Patient vom Arzt oder Apotheker nicht genau darüber aufgeklärt, wie das Mittel anzuwenden ist. Wenn man sich unsicher ist, sollte man nicht zögern, nachzufragen. Es ist auch günstig, sich zu vergewissern, ob die Eltern bzw. betagten Verwandten wissen, wie sie das verschriebene Medikament anzuwenden haben.

Mangelnde Aufklärung

Die winzige Schrift im Beipacktext überfordert nicht selten die Sehkraft älterer Menschen. Ähnlich aussehende Verpackungen und Namen sorgen außerdem für Verwechslungsgefahr. Selbst das aus Kostengründen zuweilen angewandte Verschreiben von halben Tabletten stellt für viele alte Menschen eine Herausforderung dar. Wenn das Teilen von Tabletten schwerfällt, sollte der Arzt gefragt werden, ob es das Arzneimittel nicht auch in einer geringeren Dosierung gibt (▶ Seite 63).

Medikamente vorbereiten

Für viele ältere Patienten wird die gesamte Wochenration an Medikamenten vorbereitet. Dafür gibt es spezielle Medikamenten-Dispenser mit vier Fächern mit der Einteilung früh – mittags – abends – nachts für jeden Tag. Die korrekte Einschlichtung der Medikamente nach der ärztlichen Verordnung können auch Apotheken übernehmen.

Die im Krankenhaus üblichen Dispenser für nur einen Tag sind für zu Hause weniger geeignet, da auf ihnen der Wochentag nicht angegeben ist. Manchen Patienten wissen dann nicht mehr, ob sie ihre Tagesration schon eingenommen haben. Kleine Pillendosen sind nur praktisch, wenn Medikamente auf Reisen eingenommen werden müssen.

In einen Dispenser korrekt eingeschlichtete Medikamente erleichtern Patienten die Einnahme

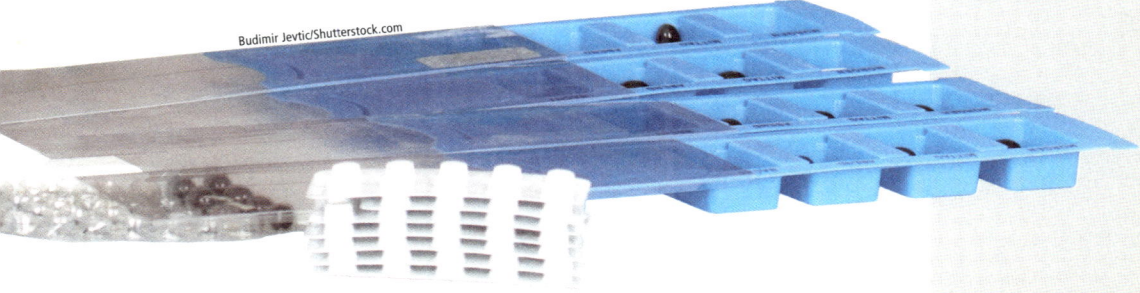

Budimir Jevtic/Shutterstock.com

Seit einiger Zeit können Medikamente in der Apotheke auch neu verblistert werden. Das bedeutet, sie werden in der richtigen Dosierung für die einzelnen Tage verpackt, der Tag ist darauf vermerkt. Seit 2011 sind die Herstellungsbedingungen in Österreich auch gesetzlich geregelt. Untersuchungen in Deutschland haben gezeigt, dass mit dieser Vorportionierung die Therapietreue (▶ Seite 91) erheblich wächst, die Patienten ihre Medikamente also seltener einzunehmen vergessen (Ärzte Woche 2012).

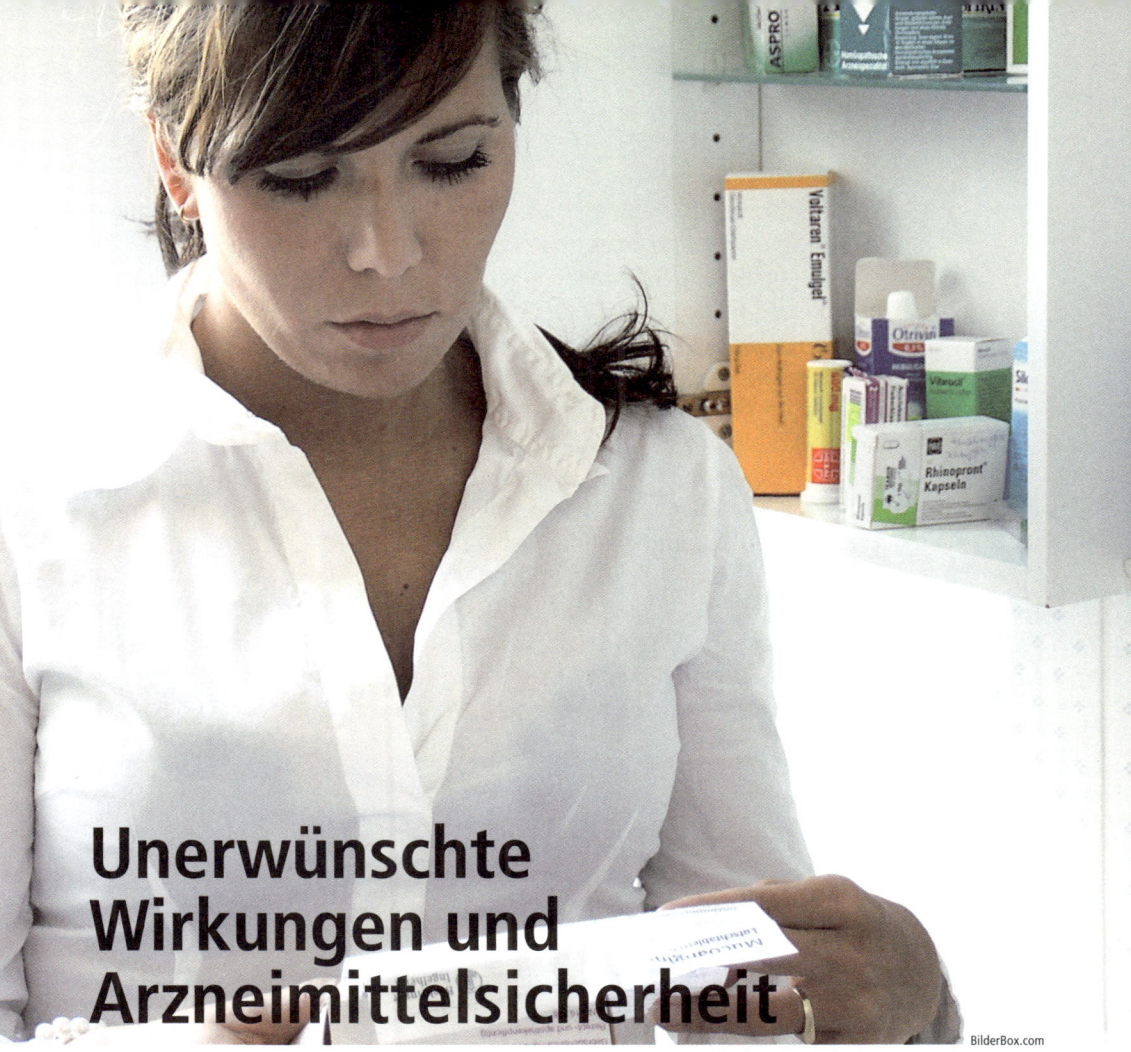

BilderBox.com

Unerwünschte Wirkungen und Arzneimittelsicherheit

Was wirkt, hat auch Nebenwirkungen. Die können durch das Medikament selbst begründet sein, durch eine Wechselwirkung mit anderen Arzneien oder Lebensmitteln – oder aber durch den Beipackzettel.

Wer Medikamente nehmen muss, kann davon ausgehen, dass sie nicht nur positiv wirken, sondern auch unerwünschte Wirkungen haben. Das bestätigen die langen Listen möglicher Beschwerden, die ein Arzneimittel hervorrufen kann, in den Beipacktexten. Medikamente können einander aber auch gegenseitig beeinflussen.

Ohne ausführliche Beratung sollte kein Medikament eingenommen werden. Bei neu verordneten Arzneimitteln, vor allem bei rezeptpflichtigen, übernimmt diese Aufgabe der Arzt. Bei rezeptfreien wie Kopfschmerzmitteln, aber auch bei Nahrungsergänzungsmitteln sollte man vor dem Kauf dem Apotheker unbedingt sämtliche anderen bereits verordneten Dauermedikamente nennen. Die e-Medikation könnte die Sache in absehbarer Zukunft erleichtern (► Seite 133).

Kein Medikament ohne Beratung

In den meisten Fällen können Nebenwirkungen schon durch die im Beipacktext empfohlene Art der Einnahme vermieden werden, und Wechselwirkungen verschiedener Medikamente durch eine zeitversetzte Einnahme. Ein Intervall von ein bis zwei Stunden reicht dafür oft völlig aus.

Der Beipacktext

Einem Arzneimittel muss laut Gesetz ein Beipacktext beigefügt sein (auch Gebrauchsinformation, Patienteninformation oder Packungsbeilage genannt). Im Arzneimittelgesetz ist genau geregelt, was dieser Text zu enthalten hat. Neben dem Namen des Medikaments, Darreichungsform und Stärke müssen Informationen über Anwendungsgebiet, Gegenanzeigen, Vorsichtsmaßnahmen zur Verwendung, Neben- und Wechselwirkungen sowie Anweisungen zur ordnungsgemäßen Anwendung, ein Verweis auf das Verfalldatum, der Name des Zulassungsinhabers und andere Details enthalten sein, und zwar in einer bestimmten Reihenfolge.

Das Gesetz regelt den Inhalt

Die meisten Patienten finden die Informationen zu lang und zu kompliziert, und viele wollen sich mit der Lektüre nicht abmühen. 15 Prozent der Patienten werfen das verschriebene Medikament aus Angst vor Nebenwirkungen überhaupt weg, nachdem sie den Beipacktext gelesen haben. Wie wichtig aber die Information auf dem Beipackzettel ist, haben unter anderem Untersuchungen aus den USA gezeigt. Sie ergaben, dass bis zu 80 Prozent der Medikationsfehler vermeidbar gewesen wären, hätte der Patient die Gebrauchsinformation aufmerksam gelesen.

Laut einer Umfrage des Marktforschungsinstituts Focus sind Österreicher trotz aller Schwierigkeiten relativ gewissenhafte Beipackzettel-Leser, auch wenn sich deren Inhalt nicht immer allen erschließt. Immerhin studieren 60 Prozent der Österreicher die Information genau und vier Fünftel der Befragten geben an, sehr gut zu verstehen, was drinsteht. Im ländlichen Raum wird der Beipacktext seltener zu Rate gezogen. Fast Vorbildcharakter beim Lesen des Beipacktextes hat die Generation der Über-50-Jährigen, die auch keine Scheu davor hat, bei Verständnisproblemen Arzt oder Apotheker zu fragen.

Medikationsfehler vermeidbar

Fachchinesisch

Eine große Hürde für den Leser ist die schwer verständliche Fachsprache, in der der Beipacktext meist abgefasst ist. Das Fachchinesisch ist dadurch begründet, dass der Sinn des Beipacktextes nicht nur die Information des Patienten ist, sondern auch der Haftungsausschluss für den pharmazeutischen Hersteller. Deshalb müssen z.B. sämtliche Nebenwirkungen, die im Zuge der klinischen Prüfung (► Seite 13) beobachtet wurden, in der jeweiligen Häufigkeit angeführt werden. So gilt eine Nebenwirkung, die bei mehr als 10 Prozent der Behandelten auftritt, als „sehr häufig". Kommt sie bei 1 bis 10 Prozent der Behandelten vor, gilt sie als „häufig". „Gelegentlich" ist sie bei 0,1 bis 1 Prozent, „selten" bei einem von 1.000 bis 10.000 Behandelten, „sehr selten" bei weniger als einem von 10.000. Und „nicht bekannt" bedeutet, dass es keine genauen Daten zur Häufigkeit gibt.

Haftungs-ausschluss für Hersteller

Gerade diese Häufigkeitsangaben, die den Sinn einer vollständigen Aufklärung über mögliche Risiken haben, verwirren – und zwar nicht nur Patienten. Selbst von Experten werden diese Angaben oft falsch interpretiert. Bei einer Umfrage der Universität Lübeck konnten nur 4 von 100 befragten Medizinern die Bedeutung des Begriffes „häufig" im Zusammenhang mit Nebenwirkungen richtig zuordnen. Die meisten dachten, eine „häufige" Nebenwirkung zeige sich mit einer Wahrscheinlichkeit von 60 Prozent. Die Apotheker schnitten nicht viel besser ab (Deutsches Ärzteblatt 2013).

Was „häufig" heißt, wissen viele Ärzte nicht

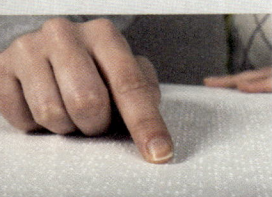

Beipacktext für Blinde

Für viele Medikamente sind auch Beipacktexte in Blindenschrift erhältlich. Üblicherweise kann der Apotheker direkt von der Herstellerfirma ein Exemplar anfordern.

Allerdings können in manchen Beipacktexten, selbst wenn eine lange Liste an Nebenwirkungen angeführt ist, Informationen fehlen. So findet sich beispielsweise beim Schmerzmittel Vimovo® kein Hinweis darauf, dass die Einnahme im ersten Drittel der Schwangerschaft zu Fehlgeburten und Missbildungen führen kann. Auf Anfrage, warum das so ist, teilt der Hersteller AstraZeneca mit: „In der Gebrauchsinformation wird allerdings sehr wohl auf eine Rücksprache mit dem betreuenden Arzt hingewiesen. Da Vimovo® zum Unterschied zu einigen anderen Naproxen-haltigen Arzneispezialitäten rezeptpflichtig ist, sollte einer Verschreibung ein entsprechendes Gespräch mit dem Arzt vorangegangen sein."

Zuweilen werden Warnhinweise auch erst auf behördliche Aufforderung in den Beipacktext aufgenommen. Das war etwa bei verschiedenen Antidepressiva der Fall, in deren Gebrauchsinformation erst seit 2008 der Hinweis auf mögliche Suizidgedanken und erhöhte Selbstmordgefahr zu Anfang der Behandlung aufscheinen muss, obwohl diese Gefahren seit 2003 bekannt waren. Eine besonders deutliche sogenannte „Black-Box-Warnung", wie sie etwa in den USA existiert, in den Beipacktext aufzunehmen, ist hierzulande nicht möglich, heißt es aus dem Gesundheitsministerium: Die hinsichtlich Kennzeichnung und Gebrauchsinformation von Arzneispezialitäten bestehenden harmonisierten europarechtlichen Vorgaben sehen so etwas nicht vor.

Warnhinweise erst nachträglich

Beipacktexte online …

Auf der Seite des Bundesamts für Sicherheit im Gesundheitswesen www. basg.gv.at können unter dem Registerblatt „Arzneispezialitätenregister" übrigens sämtliche Gebrauchsinformationen heruntergeladen werden. Dazu muss in die Suchmaske der Name des Medikaments eingegeben werden. Aber Achtung: In den Resultaten scheinen auch die sogenannten

Fachinformationen auf. Die sind für Ärzte und Apotheker bestimmt (und noch komplizierter).

… und in verschiedenen Sprachen

Nicht jeder Patient ist sattelfest in der deutschen Sprache. Die komplizierte Ausdrucksweise im Beipacktext kann dazu führen, dass Migranten Schwierigkeiten haben, sich über ihr Medikament zu informieren. Sprachprobleme können auch die Beratung durch Arzt oder Apotheker erschweren.

Placebo und Nocebo

Bekommt ein Patient vom Arzt ein Medikament verschrieben, dann erwartet er in den meisten Fällen, dass es ihm durch die Arznei besser geht. Studien zeigen, dass allein schon diese Hoffnung eine Besserung bringt – ehe das Medikament noch eingenommen wurde und völlig ungeachtet des Wirkstoffs. Oft führt schon das Gespräch mit dem Arzt zu einer Besserung der Symptome, oder aber eine wirkungslose Zuckerpille. Die Wissenschaft nennt dieses Phänomen Placebo-Effekt.

Es gibt jedoch auch die umgekehrte Wirkung. Ein Scheinmedikament ohne jede Arzneisubstanz kann Beschwerden verschlimmern oder Nebenwirkungen auslösen. Die Ärzte sprechen dann vom Nocebo-Effekt.

Diese Effekte konnten in mehreren Studien deutlich gezeigt werden: Manche Probanden, die in der Kontrollgruppe waren, die nur wirkstofffreie Pillen bekam, verspürten so schlimme Nebenwirkungen, dass sie ihre Teilnahme an der Studie abbrechen mussten. Interessant ist in diesem Zusammenhang, dass sie genau jene Nebenwirkungen beschrieben, die die Studienmedikation verursachen kann. Das liegt wahrscheinlich daran, dass vor Beginn der Studie alle Probanden über mögliche unerwünschte Wirkungen aufgeklärt wurden, aber – wie bei solchen Untersuchungen üblich – keiner wusste, in welcher Gruppe er war (medizin transparent 2013).

Und oft ist nicht mehr zu unterscheiden, ob Nebenwirkungen tatsächlich auftreten oder ob es nur der Nocebo-Effekt der Lektüre von Beipacktexten ist.

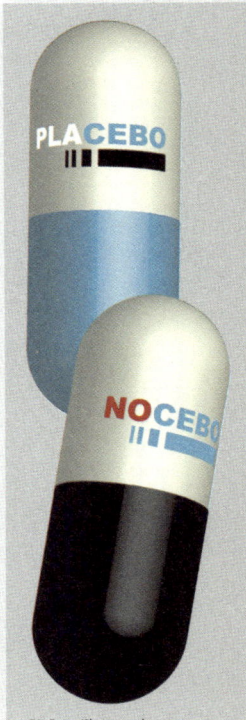

Für viele Arzneimittel gibt es die Beipackzettel auch in Fremdsprachen. In Englisch, Türkisch, Kroatisch und Serbisch sind sie in manchen Apotheken lagernd, jedenfalls aber auf Anfrage von der Herstellerfirma zu beziehen. Bei hierzulande weniger häufigen Sprachen kann das allerdings etwas dauern.

Wechselwirkungen mit anderen Arzneimitteln

Die meisten Medikamente werden in der Leber durch Enzyme (Verbindungen, die den Stoffwechsel regulieren) zerlegt und über die Niere oder Galle ausgeschieden. Doch viele Arzneistoffe werden über ein und dasselbe Enzym abgebaut. Daher kann es passieren, dass – bei gleichzeitiger Einnahme mehrerer Medikamente – dieses Enzym mit dem Abbau eines Arzneistoffes beschäftigt ist, sodass die anderen nicht so schnell zerlegt werden können. Damit stehen sie dem Körper länger zur Verfügung und entfalten eine längere und stärkere Wirkung. Das gilt auch für eventuelle Nebenwirkungen. Müssen Medikamente unbedingt zur selben Zeit genommen werden, kann eine geringere Dosis sinnvoll sein. Oder aber es wird bei Verschreibung eines weiteren Arzneimittels die Dosis des schon seit Längerem eingenommenen Dauermedikaments reduziert.

Längere und stärkere Wirkung

Ebenso kann es auch umgekehrt sein, dass bestimmte Substanzen die Enzymaktivität ankurbeln: Der Arzneistoff wird schneller abgebaut, die Wirkung ist reduziert. In diesem Fall muss die Dosierung erhöht werden. Da die Zahl der Arzneimittel, die Einfluss auf die Abbauenzyme haben, sehr groß ist, kann diese Entscheidungen nur ein Fachmann treffen. Ohne Rücksprache mit dem Arzt sollte man die Dosis eines verschriebenen Medikaments nicht ändern.

Rücksprache mit dem Arzt

Andere Nebenwirkungen kommen dadurch zustande, dass sich zwei Medikamente bei der Aufnahme der Wirkstoffe aus dem Magen-Darm-Trakt und ihrer Verteilung im Körper regelrecht im Weg stehen. Viele Substanzen müssen nämlich an bestimmten Bindungsstellen (Rezeptoren) andocken, um eine entsprechende körpereigene Reaktion auszulösen.

Gegenseitige Beeinflussung

Diese Wirkstoffe in Arzneien können die Enzymaktivität beeinflussen und damit zu einer Wirkungsveränderung anderer Medikamente führen:

- Amiodaron (Herzmedikament)
- Amitriptylin, Paroxetin (Antidepressiva)
- Carbamazepin, Phenytoin (Antiepileptika)
- Cimetidin, Lansoprazol, Omeprazol (Magenschutz)
- Clarithromycin, Erythromycin (spezielle Antibiotika)
- Diclofenac, Indomethacin, Piroxicam (entzündungshemmende Substanzen)
- Fluconazol, Itraconazol, Ketoconazol (Pilzmedikamente)
- Gilbenclamid (Medikament bei Diabetes Typ 2)
- Glukokortikoide (Medikamente mit Kortison)
- Indinavid, Nelfinavir, Ritonavir, Saquinavir (Aids-Medikamente)
- Olanzapin, Clozapin, Haloperidol, Riperidon, Fluphenazin (Psychopharmaka, Neuroleptika)
- Rifampicin (Tuberkulosemedikament)

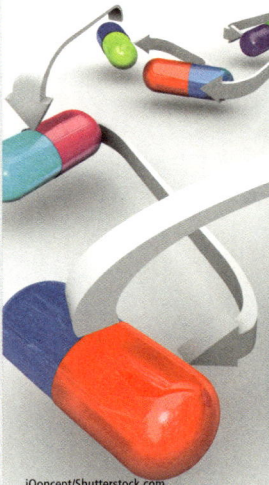

iQoncept/Shutterstock.com

Sind diese Rezeptoren schon durch einen Arzneistoff besetzt, können andere ihre Wirkung nicht mehr entfalten. Auch in diesem Fall ist es wichtig, bei der Einnahme von mehreren Medikamenten einen zeitlichen Abstand einzuhalten.

Zeitabstände beachten

Viele Patienten nehmen Acetylsalicylsäure (ASS) zur Blutverdünnung ein. Frei verkäufliche Schmerzmittel mit dem Wirkstoff Ibuprofen können aber die positive Wirkung von ASS deutlich abschwächen. Wer beides einnimmt, sollte das in einem Abstand von zwei bis drei Stunden tun.

    ASS kann aber auch die Wirkung mancher Blutdrucksenker reduzieren. Patienten, die ACE-Hemmer zur Blutdrucksenkung nehmen, verzichten besser auf die gleichzeitige Einnahme von Schmerzmitteln mit dem Wirkstoff ASS.

Vorsicht bei Acetylsalicylsäure

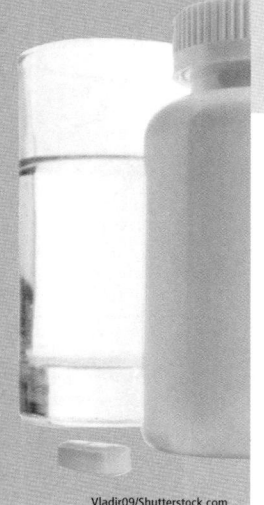

Einnahmeabstand erfragen

Wer regelmäßig Magenschutz-Medikamente nimmt, sollte bei jedem neu verschriebenen Arzneimittel den Arzt fragen, ob ein Einnahmeabstand zum Magenschutz zu beachten ist.

Mittel gegen Sodbrennen neutralisieren die Magensäure und können dadurch den Wirkungseintritt anderer Medikamente verzögern oder ihre Wirkung sogar aufheben. Das gilt auch für Medikamente, die die Magenschleimhaut schützen sollen; vor allem, wenn es sich um ein Antibiotikum handelt, das gleichzeitig eingenommen wird.

Auch Antibiotika und Cholesterinsenker sollten nicht gleichzeitig eingenommen werden. Medikamente zur Senkung der Blutfette haben nämlich die Fähigkeit, andere Arzneistoffe an sich zu binden, und können daher die Wirkung von Antibiotika verringern.

Antibabypille und Antibiotika

Antibiotika wirken gegen Bakterien – und damit leider auch gegen jene, die für den Körper wichtig sind. Greifen sie die zur gesunden Darmflora gehörenden Bakterien an, kommt es nicht nur zu Durchfall, sondern auch zu einer verringerten Aufnahme von Arzneistoffen. Für manche Verhütungspillen bedeutet das, dass sie nicht mehr ausreichend vom Körper aufgenommen werden und ihr Schutz deshalb nicht mehr gegeben ist. Um eine ungewollte Schwangerschaft auszuschließen, ist ein zusätzliches Verhütungsmittel über den gesamten Monatszyklus empfehlenswert, wenn eine Frau Antibiotika nehmen muss.

Kein ausreichender Schutz

Wechselwirkungen mit der Ernährung

Auch was man isst und trinkt kann Einfluss auf die Wirkung von Medikamenten haben. Leicht verständlich ist, dass Wirkstoffe aus einem leeren Magen schneller aufgenommen werden, als wenn sie aus schwer verdaulichen Nahrungsbestandteilen quasi erst ausgepackt werden müssen. Durch jede Nahrungsaufnahme verändert sich auch der ph-Wert im Magen, das Maß für die Säure. Herrscht in nüchternem Zustand ein sehr saures Milieu mit einem ph-Wert von 1,5 bis 2, so neutralisiert sich dieser Wert durch die Nahrungsaufnahme für etwa 90 Minuten auf einen Wert von 3 bis 6. In diesem nun weniger sauren Milieu können bestimmte Arzneistoffe wie etwa manche Pilzmedikamente nicht mehr so gut aufgenommen (resorbiert) werden und wirken daher schlechter. Andere Arzneistoffe wiederum sind nur fettlöslich. Sie benötigen deshalb Nahrung und Gallensäure, um im Darm überhaupt resorbiert zu werden. Werden solche Medikamente auf nüchternen Magen eingenommen, wartet man meist vergeblich auf die versprochene Wirkung.

Nahrungsaufnahme verändert den Säuregehalt im Magen

Wasser, Limonaden, Fruchtsäfte

Medikamente zum Schlucken werden am besten mit Wasser eingenommen (▶ Seite 62). Es beschleunigt die Auflösung der Tablette oder Kapsel und damit die Freisetzung des Wirkstoffs. Wird das Medikament ohne Flüssigkeit geschluckt (was in der Regel ohnehin nur äußerst schwer möglich ist), riskiert man nicht nur ein unangenehmes, brennendes Gefühl in der Speiseröhre, sondern auch einen langsameren Wirkungseintritt. Ideal ist ein Glas Wasser (mindestens ein Achtelliter), in Österreich Leitungswasser. Kein Mineralwasser, weil die darin enthaltenen Mineralstoffe ebenfalls Einfluss auf die Arzneistoffe ausüben können. Muss man im Ausland auf Wasser aus der Flasche zurückgreifen, sollte man jedenfalls mineralstoffarmes wählen.

Am besten mit Wasser

Etwas Besseres als Wasser gibt es kaum. Versüßen sollte man sich die Pillen nicht. Stark gezuckerte Getränke verzögern die Magenentleerung und haben damit ebenfalls Einfluss auf die Wirksamkeit eines Medikaments. Auch Fruchtsäfte sind wegen der darin enthaltenen Fruchtsäure für die Medikamenteneinnahme ungeeignet. Die Säure kann die Wirkung von manchen Antibiotika verschlechtern, und aus aluminiumhaltigen Mitteln gegen Sodbrennen und Magenübersäuerung kann sie den Mineralstoff herauslösen. Das führt dazu, dass der Körper vermehrt gesundheitsschädigendes Aluminium aufnimmt.

Grapefruitsaft

Besonders vorsichtig sollte man mit Grapefruitsaft sein. Die Wechselwirkung zwischen diesem Fruchtsaft und Medikamenten wurde vor einigen
Jahren rein zufällig entdeckt. Bereits ein einziges Glas davon kann nicht
nur die Wirkung vieler Medikamente beeinträchtigen, sondern auch Nebenwirkungen verstärken. In diesem Fall hilft nicht einmal ein zeitlicher
Abstand von ein bis zwei Stunden bei der Einnahme. Denn Grapefruitsaft
hat bis zu 72 Stunden lang Auswirkungen auf den Stoffwechsel. Ähnliches gilt für Bitterorangen, die in manchen Marmeladen oder Schokolade enthalten sind.

Bei der Einnahme dieser Medikamente sollte auf Grapefruitsaft bzw.
Bitterorangen verzichtet werden:

- Medikamente gegen Angststörungen und Depressionen
- Schmerzmittel
- Bluthochdruckmedikamente
- Arzneimittel gegen Aids
- die meisten Krebsmedikamente
- Medikamente gegen Herzrhythmusstörungen
- viele Antibiotika
- Mittel gegen Psychosen
- potenzsteigernde Medikamente
- Medikamente gegen Epilepsie
- Arzneimittel gegen Sodbrennen und saures Aufstoßen
- manche Cholesterinsenker
- Medikamente, die das Immunsystem unterdrücken

Lebensmittel

Was wir essen, kann die Wirkung von Medikamenten beeinflussen –
sogar viel häufiger, als man annimmt. Laut Bundesvereinigung deutscher
Apothekerverbände ist von 315 Arzneistoffen bekannt, dass sie von Lebensmitteln beeinflusst werden. Das heißt, dass bei über zehn Prozent

aller Medikamente bestimmte Lebensmittel unerwünschte Nebenwirkungen auslösen können.

Ernährungsempfehlungen gemeinsam mit dem Rezept für ein Medikament gibt es trotzdem nicht. Patienten sind meist auf sich selbst gestellt, wenn es herauszufinden gilt, was nicht passt. Nicht nur Lebensmittel können die Wirkungsgeschwindigkeit und -stärke eines Medikaments beeinflussen, es ist auch umgekehrt so. Arzneimittel können beispielsweise die Aufnahme von Kalzium, Fluor oder Jod aus dem Darm blockieren. Bei kurzfristiger Einnahme ist das vermutlich kein großes Problem. Doch bei einer Dauerverordnung besteht die Gefahr von Mangelerscheinungen. Das gilt etwa für die Einnahme bestimmter Antibiotika und Milchprodukte. Die Medikamente gehen mit dem Kalzium in Milchprodukten eine Verbindung ein, sodass das Kalzium nicht mehr vom Körper aufgenommen wird (► Seite 120).

Keine allgemeinen Empfehlungen

Bei Vegetariern und Veganern wirken Medikamente mitunter stärker

Kaum bekannt ist, dass Medikamente bei Vegetariern und Veganern anders wirken können als bei Fleischessern. Eine Ernährungsweise mit viel tierischem Eiweiß bewirkt nämlich eine Übersäuerung des Harns. Arzneistoffe, die selbst schwache Säuren sind (beispielsweise die in Schmerzmitteln enthaltene Salicylsäure), oder antimikrobiell wirkende Sulfonamide werden durch das saure Milieu in der Niere verstärkt aufgenommen und daher langsamer ausgeschieden. Weil sie auf diese Weise länger im Körper bleiben, wirken sie auch stärker.

Tierisches Eiweiß bewirkt Übersäuerung des Harns

Wer sich hingegen vorwiegend vegetarisch ernährt, hat dadurch auch einen basischen Harn. Saure Arzneistoffe können dann nicht so gut aufgenommen werden und werden auch schneller ausgeschieden. Sie passieren die Nieren folglich nahezu unverändert, das verringert die Wirkung. Umgekehrt können aber schwache Arzneistoffbasen wie Procain (Lokalanästhetikum), das schmerzstillende und fiebersenkende Chinin oder das Malariamittel Chloroquin bei Vegetariern eine bessere Wirkung zeigen.

Eine besonders ballaststoffreiche Kost kann sich hingegen für Herzpatienten, die den Wirkstoff Digoxin einnehmen müssen, negativ auswirken. Durch die Ballaststoffe wird die Aufnahme des Arzneistoffs beeinträchtigt und damit die Wirkung reduziert. Ballaststoffreiche Lebensmittel sollten daher niemals gleichzeitig mit einer Herztablette genommen werden, sondern immer in einem zeitlichen Abstand von mindestens zwei Stunden.

Käse, Hartwurst, Räucherschinken, Schokolade, Bananen und Fischkonserven vertragen sich nicht mit allen Arzneistoffen. Während der Reifungs- und Gärungsprozesse dieser Lebensmittel entsteht Tyramin, ein Stoff, der blutdrucksteigernd wirkt. Er wird durch körpereigene Enzyme rasch abgebaut, sodass keine Auswirkungen auf den Kreislauf beobachtet werden können. Muss man aber zur Behandlung von Depressionen sogenannte MAO-Hemmer einnehmen, kann Tyramin vom Körper nicht mehr abgebaut werden. Denn diese speziellen Antidepressiva hemmen auch die dafür notwendigen Enzyme. Ein erhöhter Blutdruck kann die Folge sein. Besonders reich an Tyramin sind übrigens die Käsesorten Camembert, Brie, Emmentaler und Gouda.

Tyramin wirkt blutdrucksteigernd

Milchprodukte, Tee, Kaffee

Milchprodukte enthalten viele Mineralstoffe wie etwa Kalzium. Das kann die Aufnahme von Arzneisubstanzen hemmen oder gar verhindern. Medikamente sollten daher niemals zusammen mit Milch eingenommen werden. Keineswegs ideal ist auch das oft propagierte Jogurt in Kombination mit Antibiotika, das die Darmflora schützen und eventuellen Durchfall verhindern soll. Jogurt enthält zwar probiotische Keime, allerdings in so geringer Zahl, dass allein dadurch kein Aufbau einer geschädigten Darmflora stattfindet. Stattdessen können Mineralstoffe wie Kalzium oder Magnesium die Wirkung mancher Antibiotika abschwächen. Vor allem Antibiotika aus der Gruppe der Tetrazykline bilden mit dem Kalzium aus Milchprodukten Verbindungen und können dann nicht mehr durch die Darmwand in den Körper gelangen. Deshalb muss man während der Einnahme von Antibiotika zwar nicht ganz auf Milchprodukte verzichten, es sollte aber ein Abstand von ein bis zwei Stunden eingehalten werden.

Mineralstoffe schwächen die Wirkung von Antibiotika

Auch Kaffee und schwarzer Tee vertragen sich nicht mit allen Medikamenten. Die darin enthaltenen Gerbstoffe hemmen z.B. die Aufnahme von Eisen. Eisentabletten sollten daher immer mindestens zwei Stunden vor dem Konsum von Tee oder Kaffee eingenommen werden. Das kann im Alltag Probleme bereiten, weil Eisentabletten für gewöhnlich vor dem Frühstück eingenommen werden sollten. Man wartet also entweder mit dem Frühstück oder man weicht für die Zeit der Eisensubstitution auf Kräutertees als Frühstücksgetränk aus. Erlaubt sind in diesem Fall auch Fruchtsäfte und Obst. Das darin enthaltene Vitamin C fördert die Aufnahme von Eisen im Darm.

Eisen vor dem Frühstück nehmen

In seltenen Fällen drohen Schlafstörungen und Herzrasen, etwa wenn dem Körper Antibiotika und Koffein gleichzeitig zugeführt werden. Das Medikament hemmt nämlich den Abbau von Koffein.

Alkohol

Die Kombination von Alkohol und Arzneimitteln kann gefährlich werden. Klar ist, dass ein Medikament nicht mit einem Schluck Bier oder Wein hinuntergespült werden darf. Doch auch in einem gewissen zeitlichen Abstand kann sich Alkohol ungünstig auswirken. Dabei geht es vor allem um die unmittelbare Verstärkung der Arzneimittelwirkung durch Alkohol. Sie betrifft hauptsächlich Medikamente, die schon von sich aus beruhigend wirken oder müde machen (▶ Kasten Seite 122). Manche Medikamente können bereits nach einem einzigen alkoholischen Getränk benommen machen und die Reaktionsfähigkeit beeinträchtigen. Besonders riskant ist das beim Autofahren oder beim Bedienen von Maschinen. Bekannt ist auch die potenziell tödliche Wirkung einer großen Menge von Alkohol und Schlaftabletten.

Alkohol und Medikamente vertragen sich nicht

Aber auch ständiger Alkoholkonsum und parallel dazu eine lang andauernde Einnahme von Medikamenten kann problematisch werden – was oft verharmlost wird. Tödlich ausgehen kann es, wenn man häufig viel Alkohol trinkt und regelmäßig den rezeptfrei erhältlichen Wirkstoff Paracetamol nimmt. Die Leber ist dann nämlich so sehr mit dem Alkohol beschäftigt, dass sie den Arzneistoff nicht mehr abbauen kann. Damit reichert sich das Paracetamol im Körper an, was bis zum Leberversagen führen kann. Wer oft Alkohol konsumiert, sollte lieber auf diesen Wirkstoff verzichten bzw. seinen Alkoholkonsum überdenken.

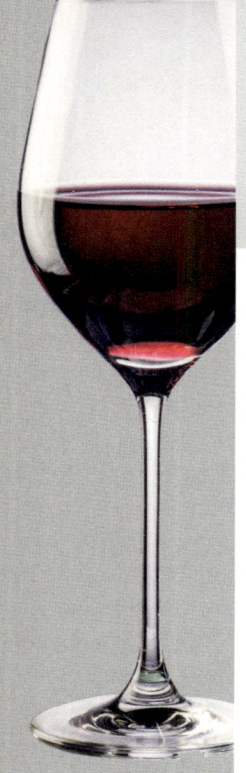

Vorsicht mit Alkohol

Bei diesen Arzneimitteln wird die Wirkung durch Alkohol verstärkt:

- Beruhigungsmittel
- Schlafmittel
- Antidepressiva
- Blutdrucksenker
- Insulin
- Diabetesmedikamente zum Einnehmen

Alkohol kann aber auch die Wirkung von Medikamenten schwächen oder zu stärkeren Nebenwirkungen führen. In Kombination mit Schmerzmitteln, Kaliumtabletten oder Eisenpräparaten wird der Magen stark gereizt. Blutdruckmittel, Medikamente gegen Herzrhythmusstörungen und durchblutungsfördernde Medikamente können im Zusammenspiel mit Alkohol Blutdruckabfall und Kreislaufprobleme verursachen.

Für Diabetiker ist es wichtig, zu wissen, dass Alkohol den Blutzuckerspiegel auch noch Stunden später senken kann. Nach Alkoholkonsum sollten Typ-1-Diabetiker daher öfter ihren Blutzuckerspiegel messen, um eine mögliche Unterzuckerung zu verhindern. Chronischer Alkoholkonsum hat auch auf die Wirkung von blutgerinnungshemmenden Medikamenten negative Auswirkungen.

Wechselwirkungen mit Nahrungsergänzungsmitteln

Nicht zuletzt gefördert durch einschlägige Werbung meinen viele Menschen, zu wenig Nährstoffe zu sich zu nehmen und diesen Mangel durch sogenannte Nahrungsergänzungsmittel (NEM) – Vitamine, Spurenelemente oder Mineralstoffe – ausgleichen zu müssen. Laut Statistik Austria greift jeder zweite Österreicher zumindest gelegentlich zu Vitaminpillen. Und paradoxerweise nehmen gerade jene Menschen am meisten davon, die sich ohnehin gesundheitsbewusst ernähren. 76,5 Millionen

Euro setzten allein die öffentlichen Apotheken im Jahr 2012 mit diesen Präparaten um (IMS Health 2013). Doch was als Wundermittel „für das Immunsystem bei steigender Belastung" oder „für die verbesserte Stressresistenz" angepriesen wird, ist oft nicht einfach nur wirkungslos, sondern vielmehr gefährlich; dabei ist es egal, ob es sich um pflanzliche oder um chemische Substanzen handelt. Das gilt beispielsweise für die jahrelang als „Radikalfänger" beworbenen Vitamine. Anhand großer Studien hat sich herausgestellt, dass in jenen Gruppen, in denen die Probanden regelmäßig die Vitamine A, C, E und Provitamin A genommen hatten, die Sterblichkeit klar erkennbar höher war als in Kontrollgruppen, in denen die Menschen ohne zusätzliche Vitamine auskamen. Die viel gepriesenen Omega-3-Fettsäuren stehen neuerdings im Verdacht, das Risiko für Prostatakrebs zu erhöhen.

Keine Wundermittel

Immer wieder betonen Ernährungswissenschaftler, dass gesunde Menschen, die sich ausgewogen ernähren, sich mit der Einnahme von NEM keinen Gefallen tun. Bestenfalls wird teurer Harn produziert, im schlechteren Fall treten erhebliche Nebenwirkungen oder Wechselwirkungen mit Medikamenten auf. „Vor allem den Vitaminen werden viele Eigenschaften zugeschrieben, die sie nicht aufweisen. Vitamine sind nicht dazu geeignet, Menschen stressresistent oder leistungsfähiger zu machen, sie können auch nicht dafür sorgen, dass Kinder intelligenter werden, verhindern weder Erkältungen noch Krebs, machen nicht munter und können auch den Alterungsprozess nicht verlangsamen", sagen die Ernährungsexperten des Vereins für Konsumenteninformation (KONSUMENT 2009b, ► Seite 153). Nahrungsergänzungsmittel sollten nur genommen werden, wenn ein entsprechender Mangel durch Laboruntersuchungen festgestellt wurde.

Nur bei im Labor festgestelltem Mangel

Da NEM rechtlich zu den Lebensmitteln zählen (► Seite 43), müssen mögliche Wechselwirkungen mit Arzneistoffen weder untersucht noch deklariert werden. Zwar müssen Dosierungsempfehlungen angegeben sein, doch das heißt noch nicht viel. Gefährlich kann es werden, wenn die als sicher erachtete Gesamttageszufuhr von bestimmten Stoffen überschritten wird. Das kann etwa durch die Kombination von Medikamenten mit Nahrungsmitteln (etwa Fruchtsäften) passieren, die mit Vitaminen oder Mineralstoffen angereichert sind. Auch vielen Nahrungsmitteln ist Vitamin C als Konservierungsstoff beigemengt.

Vitamine und Mineralstoffe

So wie bei der Einnahme mehrerer Arzneimittel unerwünschte Wechselwirkungen auftreten können, beeinflussen manchmal auch Nahrungsergänzungsmittel die Wirkung von Medikamenten, da sie in der Leber durch
dasselbe Enzymsystem abgebaut werden. Ein zeitlicher Abstand von mindestens ein bis zwei Stunden kann mögliche Interaktionen aber verhindern.
Auch Mineralstoffe harmonieren oft nicht mit Medikamenten. Kalzium, Magnesium oder Zink vertragen sich beispielsweise nicht mit
Schilddrüsenhormonen, Medikamenten gegen Osteoporose (Bisphos-

Vitamine und Mineralstoffe gleichzeitig mit Medikamenten einzunehmen, kann unerwünschte Wirkungen haben

Vitamine und Mineralstoffe	Medikamente	Wechselwirkungen
Vitamin K	– Antibiotika (Sulfonamide) – Medikamente gegen Krampf- anfälle (Antikonvulsiva)	– enzymatische Inaktivie- rung von Vitamin K
Vitamin E	– Blutverdünner (Warfarin) – Fettblocker (Orlistat)	– erhöhtes Blutungsrisiko – verminderte Wirksam- keit von Vitamin E
Folsäure	– Schmerzmittel und Blutverdünner (ASS)	– verringerte Wirkung von Folsäure
Eisen	– Antibiotika (Doxycyclin, Tetracyclin, Enoxacin) – Mittel gegen Sodbrennen und Magenübersäuerung (aluminiumhaltige Antazida) – Cholesterinspiegelsenker (Colestyramin)	– verringerte Aufnahme von Eisen
Zink	– Rheumamittel (Penicillamin) – Eisen	– verringerte Aufnahme von Zink
Kalzium Magnesium Eisen	– Osteoporosemedikament (Bisphosphonat)	– Wirkung blockiert

Diese Kombinationen von pflanzlichen Wirkstoffen und Medikamenten bzw. Alkohol können problematisch sein

Baldrian	– Alkohol
Chili, Cayennepfeffer	– Medikamente gegen Bluthochdruck (ACE-Hemmer) – Asthmamedikament (Theophyllin)
Ginkgo	– Entwässerungsmittel – Blutverdünner
Ginseng	– Digitalis-Herzmedikamente – Blutverdünner – Alkohol
Guarbohne (Quellstoff)	– Diabetesmedikamente (Glibenclamid, Metformin)
Johanniskraut	– Herzmedikament (Digoxin) – Asthmamedikament (Theophyllin) – Medikamente nach Transplantationen (Ciclosporin) – Antibabypille
Süßholz	– Kortison
Teufelskralle	– Blutverdünner

phonaten) und auch nicht mit einigen Antibiotika. Aus diesem Grund sollten Mineralstoffe überhaupt erst zwei Stunden nach der gewohnten Tabletteneinnahme eingenommen werden. Das gilt übrigens auch für alle Multivitaminpräparate. Auch sie sollten nur mit einem Abstand von etwa zwei Stunden mit anderen Medikamenten kombiniert werden.

Pflanzliche Wirkstoffe

Pflanzliche Wirkstoffe können nicht nur Wechselwirkungen mit Arzneistoffen hervorrufen, sie vertragen sich bei gleichzeitiger Einnahme oft auch nicht mit Mineralstoffen wie Eisen, Kalzium oder Magnesium. Ginkgo und Knoblauch beispielsweise wirken blutgerinnungshemmend und können so die Wirkung von ärztlich verordneten Blutverdünnern verstärken. Dasselbe gilt für Ginseng, der zudem die Wirkung von Hormonen wie Östrogen und Kortison beeinflussen kann.

Pflanzlich heißt nicht unbedenklich

Eine Sonderstellung unter den pflanzlichen Wirkstoffen hat das Johanniskraut. Es ist eine der am besten erforschten pflanzlichen Substanzen. In zahlreichen Studien hat sich herausgestellt, dass es die Wirksamkeit vieler Medikamente beeinflussen kann, und zwar meist dahin gehend, dass die Wirkung des Arzneistoffes verringert wird (▶ Tabelle Seite 125). Johanniskraut ist nicht rezeptpflichtig und wird gegen leichte bis mittelschwere Formen der Depression eingesetzt. Das ist zu beachten:

Vorsicht mit Johanniskraut!

- Wird Johanniskraut zusammen mit anderen Antidepressiva eingenommen, kann es zu einer Überstimulation bestimmter Nervenzellen kommen. Die Folgen: Übelkeit, Angst oder Unruhe.
- Die Pflanze gilt außerdem als Aktivator für den Abbau gewisser Arzneistoffe, wodurch es bei einigen Medikamenten zu einer verminderten Wirkung kommen kann.
- Frauen, die mit der Antibabypille verhüten und Johanniskraut einnehmen, sollten wissen: Es können häufiger Zwischenblutungen auftreten und die Sicherheit der Pille wird generell geschwächt.
- Auch die Kombination von Johanniskraut mit Herzarzneien wie Digoxin oder mit dem Asthmamedikament Theophyllin kann problematisch werden, weil deren Wirkung damit abgeschwächt wird.
- Vor Organtransplantationen muss Johanniskraut abgesetzt werden: Es setzt die Wirkung des lebensnotwendigen Ciclosporin, das Abstoßungsreaktionen verhindern soll, herab.

Allergische Reaktionen und Unverträglichkeiten

Hautausschläge als Nebenwirkung

Hautausschläge sind die häufigste unerwünschte Nebenwirkung von Medikamenten. Es können sowohl die Wirkstoffe selbst als auch die Hilfsstoffe die Ursache sein (▶ Kasten Seite 127). Bei rund 3 von 100 Arzneimittelanwendungen kommt es zu solchen Erscheinungen auf der

Haut, die sich meist als Rötungen, Schwellungen, wässrige Quaddeln oder Entzündungen am Rumpf, an den Handflächen, an den Fußsohlen oder an den Schleimhäuten zeigen. In weniger als der Hälfte der Fälle sind die Hautreaktionen allergisch bedingt, in allen anderen Fällen handelt es sich um eine Unverträglichkeitsreaktion (▶ Kasten Seite 128).

Meist ist die allererste allergische Reaktion auf ein Arzneimittel recht schwach und wird kaum bemerkt. Bei wiederholtem Kontakt mit der Substanz wird sie dann heftiger und es kann zu Schweißausbruch, Schwindel, Benommenheit, Übelkeit, Schleimhautschwellungen, Atemnot und sogar zu einem Kreislaufzusammenbruch kommen. Ganz typisch für allergische

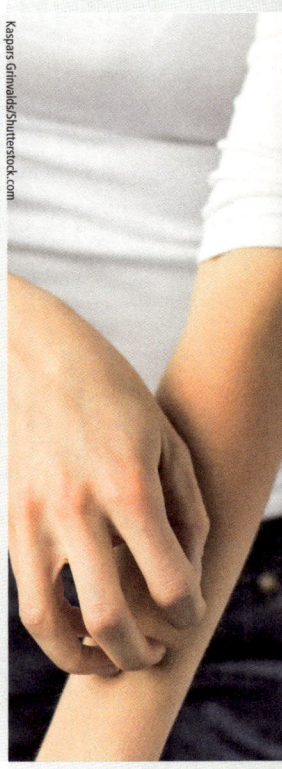

Kaspars Grinvalds/Shutterstock.com

Allergieauslösende Medikamente und Hilfsstoffe

Diese Arzneimittel verursachen besonders häufig Hautausschläge:

- Antibiotika
- Mittel gegen Depressionen (trizyklische Antidepressiva)
- Harnfördernde Medikamente (Diuretika)
- Schlafmittel (Barbiturate)
- Schmerzmittel (Acetylsalicylsäure)
- Rheumamittel (nichtsteroidale Antirheumatika)
- Muskelentspannende Medikamente
- Malariamittel (Chinin)
- Blutdruckmittel (ACE-Hemmer)

Die Liste der Hilfsstoffe, die Unverträglichkeiten und allergische Reaktionen auslösen können, ist weit länger als jene der Arzneistoffe. Konservierungsstoffe wie Benzoesäure, Sorbinsäure, Parabene, Propionsäure, Nitrit, Sulfite sowie Farbstoffe und Geschmacksverstärker wie Glutamat sind genauso für ihr Allergiepotenzial bekannt wie die Süßstoffe Cyclamat, Saccharin und Aspartam.

Wollwachsalkohol, Perubalsam, viele ätherische Öle und natürliche Fette können in Salben- oder Cremezubereitungen ebenfalls Auslöser für allergische Reaktionen sein. Auch Hilfsstoffe, die eigentlich die Verträglichkeit des Medikaments gewährleisten sollen, können in Einzelfällen das Gegenteil bewirken. Dazu zählen beispielsweise N-Actyltryptophan und Caprylsäure.

Reaktionen ist der starke Juckreiz. Im schlimmsten Fall entsteht ein so-genanntes Angioödem, bei dem Augen und Lippen anschwellen und mit-unter sogar die Atemwege zuschwellen können. Das ist immer ein Notfall, der unbedingt von einem Arzt behandelt werden muss. Diese schwerwie-gende Nebenwirkung kann beispielsweise durch Blutdruckmittel aus der Gruppe der ACE-Hemmer ausgelöst werden.

Wer nach der Einnahme eines neuen Medikaments einen Hautaus-schlag bemerkt, sollte seinen Arzt informieren und das Arzneimittel vorsichtshalber absetzen. Geht der Ausschlag zurück, sobald man das Mittel nicht mehr nimmt, ist der Zusammenhang klar. Oft ist es aber viel schwieriger, den Allergie- bzw. Unverträglichkeitsauslöser ausfindig zu machen, denn viele Menschen nehmen mehrere Arzneimittel gleichzeitig und nicht immer zeigt sich die Reaktion sofort.

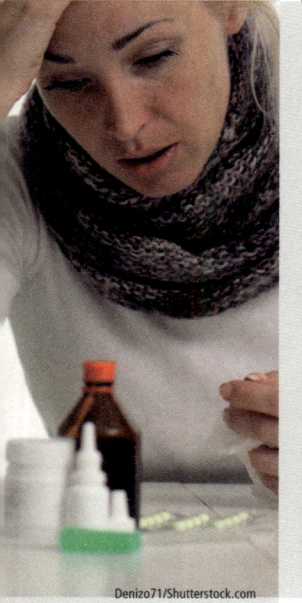

Allergie – Unverträglichkeit

Nicht immer ist eine unerwünschte Reaktion eine Allergie. Oft macht sich nur eine Unverträglichkeit gegenüber bestimmten Substanzen bemerkbar. Bei einer Allergie hingegen wird das Immunsystem aktiv.

Bei Unverträglichkeiten sind manche Symptome so unspektakulär, dass kaum jemand daran denkt, ein Medikament könnte daran schuld sein, andere wiederum sind höchst unangenehm. Kopfschmerzen, Bauchweh und Übelkeit, Durchfall, Husten, Heiserkeit und vermehrter Stuhl- oder Harndrang können durchaus Zeichen einer Medikamentenunverträglichkeit sein. Im Gegensatz zu einer Allergie sind Unverträglichkeitsreaktionen zwar nicht gefährlich, halten die Symptome nach der Anwendung eines neuen Medikaments aber einige Tage lang an, sollte man dennoch mit dem Arzt darüber sprechen. Eine Umstellung auf ein anderes Medikament kann diese Beschwerden oft rasch zum Verschwinden bringen.

Starke allergische Reaktionen erkennt man sofort: Juckreiz an Händen und Füßen, Kribbeln im Mund- und Rachenraum, Hitzeempfindung, ein Aus-schlag und Schwellungen im Gesicht sind klare Warnsignale und müssen ernst genommen werden. Das unverzügliche Aufsuchen von Arzt oder Spital kann lebensrettend sein.

Verzögerte Reaktion

In den meisten Fällen treten Allergien rasch auf. Es gibt aber auch eine Spättyp-Reaktion, die sich erst zwischen dem siebenten und zwölften Tag nach dem ersten Kontakt mit einem neuen Arzneimittel zeigt. Rote, juckende Flecken an Armen und Beinen, später über den gesamten Rumpf verteilt, werden oft von Durchfall, Erbrechen, Schwellungen der Mund- und Rachenschleimhäute sowie Fieber begleitet. Ein sofortiges Absetzen des Medikaments und ein möglichst rascher Arztbesuch sind hier die einzige Lösung.

Fieber als Begleiterscheinung

Allergiepass

Wer an einer nachgewiesenen Allergie leidet, sollte immer seinen Allergiepass bei sich tragen. Darin sollten alle Medikamente, Hilfsstoffe und andere Allergene aufgelistet sein, die bei einem Allergietest als Risiko erkannt wurden. Dieser Allergiepass sollte bei jedem Arztbesuch und auch in der Apotheke vorgelegt werden. Nur so können Arzt und Apotheker sofort erkennen, welche Arzneimittel und Behandlungsformen nicht vertragen werden.

Den Allergiepass erhält man automatisch, wenn eine Allergie diagnostiziert wurde.

Impfungen

Schwere allergische Reaktionen nach Impfungen sind extrem selten – sie kommen nur in ein bis drei Fällen von einer Million Impfungen vor. Konservierungsmittel und Stabilisatoren, die Allergien auslösen könnten, werden kaum mehr verwendet. Zur besonderen Absicherung kann der Arzt bei manchen Impfstoffen auf neuere, gentechnisch herstellte Impfstoffe ausweichen.

Vor der Impfung Allergiepass vorweisen

Schutzimpfungen stellen daher in der Regel auch für Allergiker kein Problem dar. Um auf Nummer sicher zu gehen, sollten Allergiker trotzdem vor jeder Impfung ihren Allergiepass vorweisen.

Medikamente und Sonne

Manche Arzneimittel können die Sonnenempfindlichkeit der Haut so verstärken, dass es schon nach kurzer Zeit in der Sonne zu einem schmerzhaften Sonnenbrand kommt und Blasen entstehen. Mediziner unterscheiden dabei die echte phototoxische Reaktion (PTR) und die photoallergische Reaktion (PAR).

Bei der PTR nehmen bestimmte lichtsensible Moleküle im Medikament die Sonnenenergie auf und geben sie dann wieder ab, was die umgebenden Hautzellen schädigt. Bei der PAR entstehen unter der Lichteinwirkung Antigene, die das Immunsystem im Körper aktivieren. Eine PTR kann daher schon bei der ersten Einnahme eines Medikaments auftreten, eine PAR tritt erst bei der wiederholten Anwendung auf, weil das Immunsystem die Abwehr erst aufbauen muss.

Antibiotika aus der Gruppe der Tetrazykline, dabei vor allem Doxycyclin, aber auch Gyrasehemmer sowie manche Medikamente gegen Diabetes mellitus Typ 2 und Herz-Kreislauf-Erkrankungen können die Haut lichtempfindlich machen. Wer einen Urlaub am Meer oder in den Bergen plant, fragt am besten seinen Arzt, ob er sich trotz Medikamenteneinnahme der Sonne aussetzen darf, und packt ein gutes Sonnenschutzmittel ein.

Vorsicht ist jedenfalls bei Johanniskraut geboten, das häufig zur Stimmungsaufhellung bei leichten Depressionen eingesetzt wird. Die Haut wird bei Einnahme von Johanniskraut extrem sonnenempfindlich und braucht einen sicheren Sonnenschutz ab Lichtschutzfaktor 40.

Problematisch ist aber nicht nur das natürliche Sonnenlicht, sondern auch das Solarium. Doch das sollte man sowieso meiden.

Arzneimittelsicherheit

Zum Zeitpunkt seiner Zulassung (▶ Seite 24) ist viel, aber noch nicht alles über ein Arzneimittel bekannt. Etliche Informationen können erst gewonnen werden, wenn viele Menschen das Mittel über einen längeren Zeitraum einnehmen bzw. anwenden. Das kann naturgemäß erst dann der Fall sein, wenn das Medikament auf dem Markt ist. Deshalb ist es notwendig, dass die Sicherheit eines Arzneimittels auch nach der Zulassung laufend überwacht wird.

Die Maßnahmen, die dazu gesetzt werden, werden unter dem Begriff Arzneimittelüberwachung oder Pharmakovigilanz zusammengefasst. Dazu gehört einerseits, dass die Hersteller weiterführende Sicherheits- und Wirksamkeitsstudien durchführen müssen, andererseits aber auch, dass Angehörige von Gesundheitsberufen schwerwiegende unerwünschte Wirkungen melden, die sich bei ihren Patienten gezeigt haben. Definitionsgemäß handelt es sich dabei um Nebenwirkungen, die tödlich verlaufen oder lebensbedrohlich sind, eine stationäre Behandlung oder die Verlängerung einer stationären Behandlung erforderlich machen, zu bleibender oder schwerwiegender Behinderung, Invalidität, angeborenen Anomalien oder Geburtsfehlern führen. Entsprechend internationalen Empfehlungen sollten auch solche Nebenwirkungen als schwerwiegend eingestuft und gemeldet werden, die nicht genau in eine dieser Kategorien fallen, aber den Patienten erheblich beeinträchtigen können.

Weiterführende Sicherheitsstudien

Nur die systematische Erfassung solcher unerwünschten Wirkungen erlaubt eine ständige Abwägung des Nutzens eines Arzneimittels gegenüber einem möglichen Risiko. In der Vergangenheit hat sich jedoch gezeigt, dass die Bereitschaft von Ärzten und anderem Gesundheitspersonal, Nebenwirkungen zu melden, relativ gering ist. Zur Erleichterung und Beschleunigung des doch zeitaufwendigen Meldeablaufs wurde beim für die Pharmakovigilanz zuständigen Bundesamt für Sicherheit im Gesundheitswesen ein elektronisches Meldeportal eingerichtet.

Seit 2013 können auch Patienten oder deren Angehörige Nebenwirkungen melden. Dazu muss man sich zunächst auf der Seite www.basg. gv.at/pharmakovigilanz/elektronische-meldung registrieren. Anschließend sind einfache Angaben über den Patienten, die beobachtete Reaktion sowie das verdächtige Medikament zu machen; und für eventuelle Rückfragen sind Informationen über denjenigen, der die Nebenwirkung meldet, einzugeben.

Patienten können Nebenwirkungen melden

Informationen darüber, wo sie Nebenwirkungen melden können, finden Patienten auch in den Gebrauchsinformationen der Medikamente. Diese Einzelmeldungen fließen in der gesamteuropäischen Nebenwir-

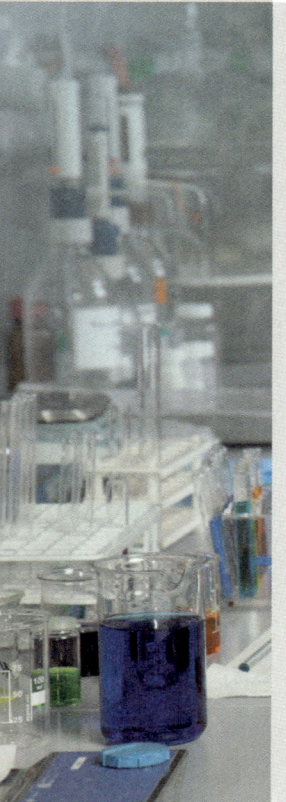

Das neueste Medikament muss nicht das beste sein

Wie sich in der Vergangenheit gezeigt hat, werden etliche Neben- bzw. Wechselwirkungen von Medikamenten erst nach Zulassung bekannt, das heißt, wenn das Mittel bereits auf dem Markt ist. Das war etwa beim Cholesterinsenker Lipobay® der Fall. Vier Jahre nach der Einführung zog der Hersteller das Mittel 2001 zurück, es war zu Fällen von Muskelauflösung gekommen, die für mehr als 50 Menschen tödlich ausgingen.

Dass man von dergleichen unerwünschten Wirkungen nicht schon vorher weiß, liegt einerseits daran, dass das Arzneimittel erst nach Marktzulassung von einer sehr großen Patientengruppe genommen wird. Andererseits werden die Wirkstoffe im Zuge der klinischen Prüfung nicht immer an Patienten getestet, die in Alter, Geschlecht und allgemeinem Gesundheitszustand jenen entsprechen, die das Mittel dann tatsächlich anwenden (▶ Seite 13). Und schließlich kommt es immer wieder vor, dass Daten von klinischen Studien nicht veröffentlicht und damit Wirkung und unerwünschte Wirkungen recht optimistisch dargestellt werden (▶ Seite 16). Dramatisch gezeigt hat sich das mit dem Schmerzmittel Vioxx®, das 2004 vom Markt genommen werden musste, weil es bei Menschen, die es eingenommen hatten, vermehrt zu Schlaganfällen und Herzinfarkten gekommen war. Die Risiken waren bereits Ende der 1990er-Jahre bekannt gewesen, aber vom Marketingtrubel um das damals neu zugelassene „Super-Aspirin" übertönt worden (Stollorz 2008).

Ärzte wie der Salzburger Internist Jochen Schuler raten daher, dass neue Arzneimittel erst zwei, drei Jahre in der klinischen Anwendung erprobt werden sollten, ehe sie beispielsweise in Leitlinien – ärztliche Handlungsanleitungen – aufgenommen werden.

kungsdatenbank EudraVigilance zusammen und bilden so einen Datenpool aller europäischen Arzneimittelbehörden (Schade 2013).

Konsequent verfolgt, könnten diese Maßnahmen vermutlich jeden zweiten bis dritten durch Arzneimittel verursachten Todesfall und jede vierte Arzneimittelnebenwirkung verhindern, heißt es vonseiten des Bundesamtes. Denn sämtliche Informationen zur Sicherheit der Arzneimittel werden nicht nur gesammelt, sondern auch wissenschaftlich ausgewertet. Im Jahr 2012 wurden 5.490 Nebenwirkungsmeldungen aus Österreich bearbeitet. Darüber hinaus müssen Möglichkeiten der Risikominimierung und -vermeidung geprüft und gegebenenfalls Maßnahmen im Hinblick auf die Zulassungen bzw. Registrierungen getroffen werden. Wichtige Informationen über neue Erkenntnisse und Bedenken aus dem Bereich der Pharmakovigilanz, die die Anwendung eines Arzneimittels betreffen, werden regelmäßig auf der Website des Bundesamts für Sicherheit im Gesundheitswesen www.basg.gv.at veröffentlicht.

Die elektronische Gesundheitsakte ELGA

Über kaum ein Projekt des österreichischen Gesundheitswesens gibt es so viele Debatten wie über die elektronische Gesundheitsakte ELGA. Dabei herrscht vielerorts noch Unklarheit darüber, was ELGA eigentlich kann und soll. Mehr als zehn Jahre ist es her, dass das Projekt in der Theorie gestartet wurde. Nun geht es nach und nach an die Verwirklichung:

Befunde und andere gesundheitsrelevante Daten wie Krankenge- schichten und Arztbriefe werden bereits jetzt elektronisch gespeichert – dort, wo sie erfasst werden, also in Labors, in Krankenhäusern und bei niedergelassenen Ärzten. Eine Vernetzung der Systeme soll es ab 2015 ermöglichen, dass die Daten zusammengeführt und zentral abgerufen werden können: von den jeweils behandelnden Ärzten, Pflegepersonen und Therapeuten sowie vom Patienten selbst. Anders als vielfach be- hauptet werden die Daten nicht auf der e-card gespeichert. Und es wird jedes Mal protokolliert, wenn ein Datensatz angesehen bzw. ergänzt wird.

Der Vorteil für Patienten: Man muss seinen Befunden nicht mehr nachlaufen, sondern kann alles jederzeit abrufen bzw. in entsprechenden Ordnern am eigenen Computer speichern. Der Vorteil für Ärzte: Befunde des jeweiligen Patienten stehen sofort zur Verfügung, auch eine Medi- kationsliste ist einsehbar. Ausnahmen sind dabei möglich: Seit Anfang 2014 kann man sich unter www.gesundheit.gv.at > ELGA, dem offiziellen ELGA-Portal, abmelden, wenn man nicht teilnehmen will. Später wird es auch möglich sein, gewisse Informationen auszublenden, beispielsweise Schwangerschaftsabbrüche oder die Einnahme von Potenzmitteln.

Zahlreiche Debatten

Befunde immer in Reichweite

Ab 2015 werden schrittweise die Krankenhäuser und Pflegeheime an ELGA angebunden, ab 2016 die Kassenärzte, Ambulatorien und Apotheken. Letztere haben allerdings nur Einblick in die Medikationsliste. Ab 2017 folgen Privatkrankenanstalten und ab 2022 Zahnärzte.

Datenschützer warnen

Obwohl für ELGA sehr hohe Sicherheitsstandards vorgesehen sind, warnen Datenschützer davor, dass ein Missbrauch von Daten niemals gänzlich auszuschließen ist, womit sie sicherlich recht haben. Gesundheitsdaten sind jedoch bereits jetzt gespeichert – und oftmals ohne rigorose Sicherheitsvorkehrungen. Ärzte befürchten, dass eine Menge zusätzlicher administrativer Arbeit auf sie zukommt, die auf Kosten der Zeit für das Patientengespräch gehen könnte.

e-Medikation

Jedes fünfte Medikament in Österreich wird falsch, doppelt oder gar nicht eingenommen (ÖÄK 2008). Das kann Folgen für die Gesundheit haben. Auch Neben- oder Wechselwirkungen von Medikamenten sind ein häufiges Problem: Vier bis zehn Prozent aller Spitalsaufnahmen haben ihren Grund darin. Im April 2011 startete in Österreich die Testphase zu einem Projekt, das mithelfen sollte, Zwischenfälle mit Medikamenten zu verhindern. Vorausgegangen war der sogenannte Arzneimittelsicherheitsgurt in Salzburg in den Jahren 2007 und 2008.

Zwischenfälle mit Medikamenten verhindern

Die Idee: Eine speziell entwickelte Datenbank überprüft elektronisch, ob die von einem Patienten angewendeten Medikamente zusammenpassen oder ob es zu unerwünschten Wechselwirkungen kommt. Außerdem soll vermieden werden, dass Patienten das gleiche oder ein gleichwertiges Arzneimittel von verschiedenen Ärzten mehrfach verschrieben bekommen. Sowohl Ärzte als auch Apotheker haben Einblick in die Daten.

Die Resultate des Salzburger Arzneimittelsicherheitsgurts waren vielversprechend, deshalb sollte das Projekt unter dem Titel e-Medikation auf ganz Österreich ausgeweitet werden – nach einer sechsmonatigen Testphase in drei Gebieten in Wien, Oberösterreich und Tirol. Doch der Test lief holpernd an. Zuerst konnten sich Ärzte und Apotheker nicht darüber einigen, ob in die Datenbank auch nicht rezeptpflichtige Medi-

ELGA-Serviceline

Das offizielle ELGA-Portal ist unter www.gesundheit.gv.at aufzurufen. Eine ELGA-Serviceline steht unter der Telefonnummer 050 124 4411 werktags von Montag bis Freitag in der Zeit von 7 bis 19 Uhr und unter der E-Mail info@elga-serviceline.at zur Verfügung. Sie bietet alle wichtigen Informationen zur elektronischen Gesundheitsakte.

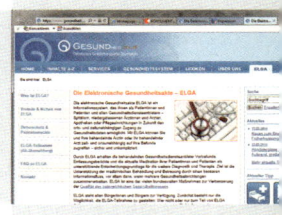

kamente aufgenommen werden sollten. Dann fürchteten die Ärzte den viel zitierten „gläsernen Patienten" (manche behaupten, sie fürchteten eher den „gläsernen Arzt") sowie den eigenen hohen bürokratischen Aufwand und riefen zum Boykott auf. So blieb die Teilnahmefreudigkeit von Ärzten weit hinter den Erwartungen zurück.

Doch schließlich konnten die Teilnehmer dem Projekt durchaus Positives abgewinnen: Auch wenn es immer wieder zu Problemen mit der Software kam, befanden 70 Prozent der Ärzte und 90 Prozent der Apotheker, dass sich durch eine vollständige und aktuelle Medikationsliste die Patientensicherheit erhöhe. Und rund 85 Prozent der teilnehmenden Patienten fühlten sich tatsächlich sicherer durch die Liste. Immerhin war während der Projektlaufzeit bei jedem zweiten Besuch eines Patienten bei einem Arzt oder in einer Apotheke eine Warnung hinsichtlich einer möglichen Wechselwirkung verschiedener Arzneimittel aufgetreten. Bei jedem sechsten blinkten die digitalen Kontrolllampen, weil ein Medikament in zu kurzen Abständen und bei jedem neunten, weil es doppelt verordnet worden war.

Vor allem bei der Überprüfung von Wechselwirkungen war der digitale Alarm allerdings entweder zu sensibel oder er zeigte schwerwiegende mögliche Probleme nicht an. Dieses Manko konnte trotz anfänglicher Beteuerungen der Verantwortlichen nicht behoben werden. Vonseiten des Gesundheitsministerium heißt es: „Das liegt daran, dass es zu viele unterschiedliche Prüfungssoftwaresysteme in den einzelnen Ordinationen gibt und im Rahmen des Pilotprojekts oft Wechselwirkungen von Wirkstoffen vom System angezeigt wurden, die zu keinen tatsächlichen Wechselwirkungen führen würden." (Auer 2014). So wird die e-Medikation ab 2015 in Form einer Arzneimittelliste als Teil der Elektronischen Gesundheitsakte ELGA umgesetzt.

Patienten fühlen sich sicherer

Unterschiedliche Softwaresysteme

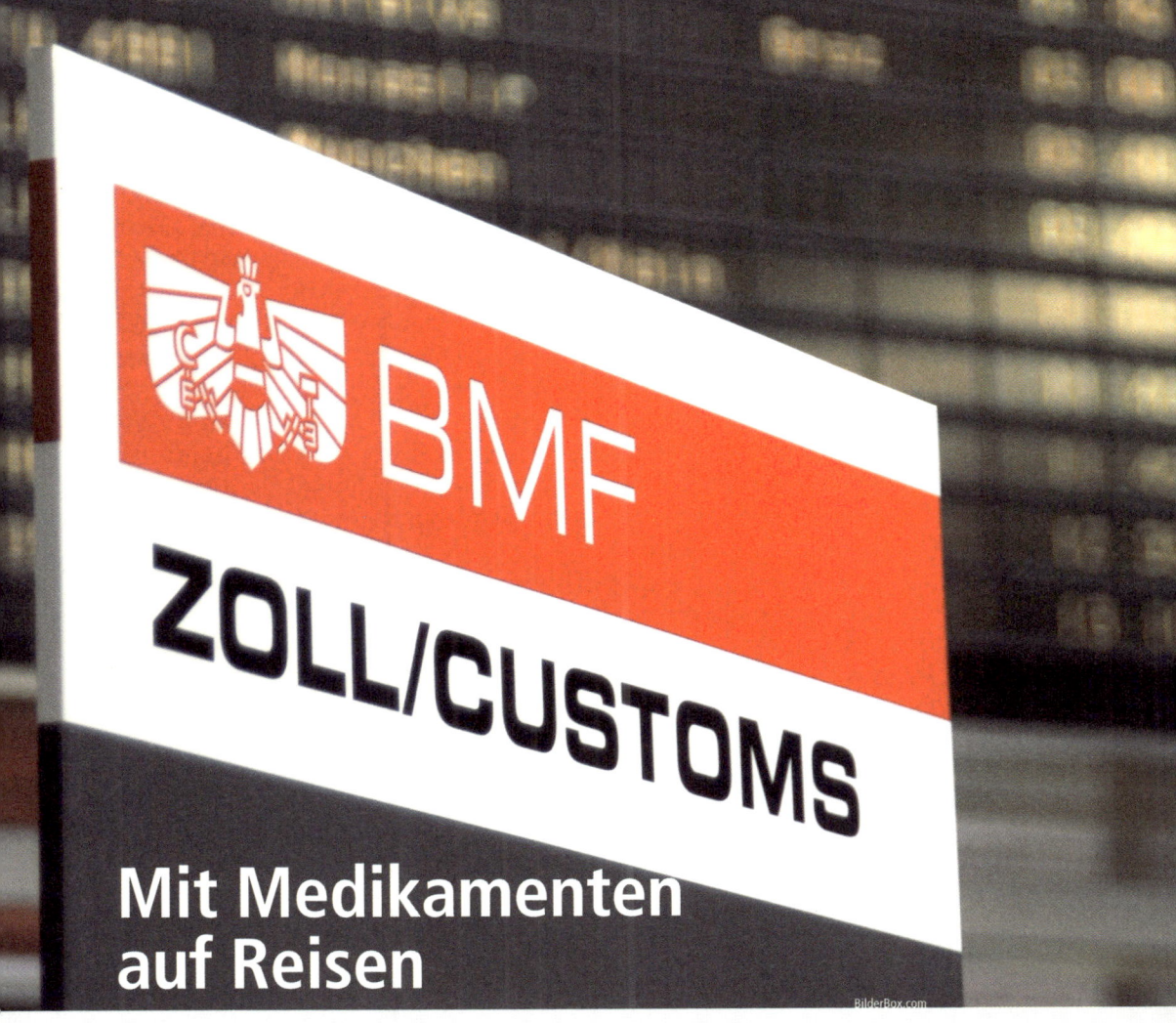

Mit Medikamenten
auf Reisen

Eine Reiseapotheke gehört zum Gepäck wie der Personalausweis
– vor allem für Menschen, die dauerhaft Arzneimittel nehmen
müssen. Im Ausland auf Medikamente-Schnäppchenjagd zu
gehen, kann teuer werden.

Tropeninstitut
gibt Auskunft

Bei aller Vorfreude auf eine geplante Urlaubsreise sollte rechtzeitig auch an die Gesundheit gedacht werden. Durchfall und Tropenkrankheiten gehören immer noch zu den häufigsten Reisekrankheiten, Malaria und Hepatitis sind unliebsame Souvenirs. Während Malaria zu 90 Prozent aus dem tropischen Afrika mitgebracht wird, zählen vor allem die Mittelmeerstaaten zu den Gefahrengebieten für Hepatitis A. Vor einer Fernreise empfiehlt es sich, ein Tropeninstitut oder ein Institut für Reisemedizin zu kontaktieren. Dort erhält man Auskunft darüber, welche Impfungen oder Medikamente sinnvoll bzw. sogar vorgeschrieben sind. Da manche Impfungen wiederholt werden müssen oder eine gewisse Zeit benötigen, um optimalen Schutz zu gewährleisten, ist es ratsam, schon früh Erkundigungen einzuziehen.

Patienten mit chronischen Krankheiten und Langzeitmedikation sollten mit ihrem Arzt abklären, ob ihr Gesundheitszustand die geplante Reise überhaupt erlaubt. In jedem Fall wird der Arzt eine ausreichende Menge an Medikamenten verschreiben. Damit es beim Zoll keine Schwierigkeiten gibt, ist ein ärztliches Attest über die Krankheit und die benötigten Medikamente sinnvoll, am besten in Englisch und mit den jeweiligen Wirkstoffnamen. Für den Fall, dass man doch Medikamente nachkaufen muss, sollte man sich den/die Wirkstoffnamen einprägen oder aufschreiben. Im Ausland können Arzneimittel mit demselben Wirkstoff andere Handelsnamen haben (▶ Seite 56).

Bei Langstreckenflügen sollte an vorbeugende Maßnahmen gedacht werden, um Blutgerinnsel (Thrombosen) zu verhindern.

Reiseapotheke

Rechtzeitig an die
Reiseapotheke
denken

Im Urlaub krank zu sein ist meist noch unangenehmer als zu Hause. Eine gut ausgestattete Reiseapotheke verhindert, dass man sich in einem Land, dessen Sprache man vielleicht nicht spricht, auf die Suche nach dem geeigneten Medikament machen muss.

In die Reiseapotheke gehören Mittel gegen Übelkeit/Erbrechen, Reisekrankheit, Durchfall (für schweren Durchfall ein Präparat mit Mineralstoffen), Verstopfung, Sonnenbrand, Insektenstiche und allergische

Reaktionen. Außerdem Fieber- und Schmerztabletten, Augen-/Ohren-/Nasentropfen (speziell bei Flugreisen), Desinfektionsmittel, Pflaster und Verbandmaterial, ein Fieberthermometer und evtl. fiebersenkende Zäpfchen für Kinder.

Transport von Medikamenten im Flugzeug ...

Auf Flugreisen sollte die Reiseapotheke im Handgepäck untergebracht werden, am besten in einem eigenen Täschchen. Nur so kann man sicher sein, die benötigten Medikamente jederzeit zur Hand zu haben. Außerdem ist die Temperatur im Frachtraum des Flugzeugs für Arzneimittel zu niedrig. Und bekanntlich kommen Koffer oft verspätet an oder gehen überhaupt verloren – das kann bei lebenswichtigen Medikamenten wie Insulin dramatisch sein.

Die aktuellen Sicherheitsbestimmungen für Flugreisen gestatten die Mitnahme im Handgepäck. Die 100-Milliliter-Bestimmung gilt für flüssige Medikamente nicht. An der Sicherheitskontrolle sollte man allerdings auf die Medikamente aufmerksam machen und sie herzeigen.

Am besten im Handgepäck

... und im Auto

Im Sommer kann sich der Innenraum des Autos extrem aufheizen. Während der Fahrt ist vermutlich die Klimaanlage in Betrieb, doch sobald man das Auto abstellt, sind die Medikamente der Hitze ausgesetzt. Zäpfchen schmelzen, Salben verderben und auch der Wirkstoff so mancher Tabletten ist temperaturempfindlich. Asthmasprays vertragen ebenfalls keine allzu hohen Temperaturen. Die Beipacktexte der Medikamente sollten jeweils darüber Auskunft geben.

Am besten sind die Medikamente unter solchen Bedingungen in einer Kühltasche mit einer Innentemperatur von vier bis acht Grad Celsius

Hohe Temperaturen im Auto

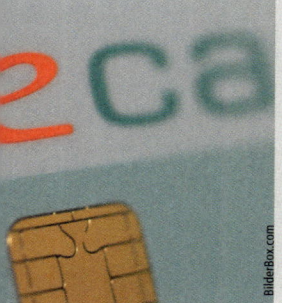

Krank im Ausland

Auf Reisen sollte die e-Card mitgenommen werden. Auf der Rückseite ist nämlich die Europäische Krankenversicherungskarte angebracht. Damit hat man auch im Ausland (EU-Staaten und einige weitere Länder) Zugang zu Gesundheitsdienstleistungen. Arztbesuch und Medikamente muss man allerdings mitunter zunächst privat bezahlen. Die Rechnungen können dann bei der Krankenkasse eingereicht werden. Deshalb ist es wichtig, alle Belege aufzubewahren.

Um zu erfahren, welche Bestimmungen für Länder außerhalb der EU gelten, wendet man sich am besten an seine Krankenkasse.

aufgehoben. Das ist besonders wichtig beim Transport von Insulin, das mit einer Wirkungsänderung reagieren kann, wenn es zu kalt gelagert wird. Riskant sind zu niedrige Temperaturen besonders bei Langzeitinsulinen, die dann ähnlich wie ein Kurzzeitinsulin wirken, wodurch es beim Spritzen zu einer Unterzuckerung kommen kann.

Zoll- und Einfuhrbestimmungen

Medikamente in der Originalpackung mitnehmen

Medikamente oder Spritzen und Nadeln im Reisegepäck können nicht nur Zollbeamte misstrauisch machen, sondern in manchen Ländern auch bei Polizeikontrollen Argwohn erwecken. Daher sollte man Medikamente unbedingt in der Originalpackung samt Beipacktext mitnehmen. In der Apotheke können auch englischsprachige Beipacktexte angefordert werden. Für Injektionsspritzen und -nadeln gibt es in jeder Apotheke spezielle Reisesets, die einen Beipacktext in vielen verschiedenen Sprachen enthalten.

Innerhalb der EU gibt es keine Probleme bei der Mitnahme von Medikamenten für den Eigenbedarf. Bei Reisen in Länder außerhalb der EU empfiehlt es sich, auf die geltenden Einfuhrbestimmungen zu achten. In manchen Ländern ist eine Deklaration der Arzneimittel erforderlich. „Ganz wenige Länder wie etwa Singapur oder die Arabischen Emirate haben eigene Bestimmungen für Medikamente wie Psychopharmaka oder Betäubungsmittel", sagt Wolfgang Köllner, Operations Manager des beauftragten Sicherheitsdienstes am Blue Danube Airport Linz (Hartl 2011). Hat man beispielsweise ein Schlafmittel dabei, das im Urlaubsland unter das Suchtmittelgesetz fällt, kann das unangenehm werden. Deshalb ist es gut, wenn man ein ärztliches Attest vorzeigen kann. Am besten erkundigt man sich vorab im Außenministerium (www.bmeia.gv.at), was im jeweiligen Urlaubsland hinsichtlich der Mitnahme von Arzneimitteln zu beachten ist.

EU-Zollbestimmungen

Auch wenn Medikamente in manchen Ländern billiger zu bekommen sind als in Österreich und zudem möglicherweise rezeptfrei, sollte man nicht auf Vorrat kaufen. Ohne Einfuhrbescheinigung bzw. innerhalb der EU ohne Meldung ist die Einfuhr von Arzneimitteln laut Arzneimitteleinfuhrgesetz unzulässig. Ausnahme: Arzneispezialitäten in einer dem üblichen persönlichen Bedarf des Reisenden entsprechenden Menge – das sind für gewöhnlich drei Handelspackungen. Wer sich nicht daran hält und erwischt wird, riskiert empfindliche Strafen (▶ Seite 56).

Medikamente im Ausland nicht auf Vorrat kaufen

Arzneimittel und das Suchtmittelgesetz

Die Einfuhr von Drogen ist in allen Ländern dieser Welt verboten. Verschiedene Medikamente können unter das Suchtmittelgesetz fallen. Dazu gehören beispielsweise Opiate. Diese Alkaloide sind in gängigen Medikamenten gegen starke, chronische Schmerzen enthalten oder auch in anscheinend harmlosen Hustensäften.

Will man diese Medikamente über die Grenze transportieren, hat man sich an bestimmte Vorschriften zu halten. Für Reisen innerhalb des Schengen-Raumes muss laut Suchtgiftverordnung der Medikamentenbedarf vom Arzt in einem Formular, das von der Bezirksverwaltungsbehörde (Bezirksgesundheitsamt) beglaubigt werden muss und nur für 30 Tage gilt, bestätigt werden.

Ärztliches Attest gilt 30 Tage

Für jedes suchtgifthaltige Arzneimittel ist eine gesonderte Bescheinigung auszustellen und zu beglaubigen. Auf diesem Formular muss auch der genaue Tagesbedarf angegeben werden. Diese Bescheinigung ist mehrsprachig verfasst. Trotzdem können weitere Übersetzungen, die besagen, dass das Medikament ordnungsgemäß ärztlich verschrieben wurde und lebensnotwendig ist, besonders in Ländern der Dritten Welt hilfreich sein.

Vorsicht ist bei Hustenmitteln mit Codein geboten

Falls man Medikamente mit einem Arzneistoff, der in der Suchtgiftverordnung aufgelistet ist (▶ Kasten Seite 143), nicht unbedingt benötigt, sollte man auf Reisen besser darauf verzichten. Vor allem bei Hustenmitteln ist es wesentlich sicherer, auf Präparate ohne Codein auszuweichen.

Das Gleiche gilt im Übrigen für Wirkstoffe, die als sogenannte psychotrope Substanzen bezeichnet werden – das sind Stoffe, die auf die Psyche einwirken, wie etwa Benzodiazepine (Beruhigungsmittel) oder Zolpidem (Schlafmittel).

Einfuhr nach Österreich

Medikamente dürfen nur in einer Menge für den persönlichen Bedarf eingeführt werden, das sind drei Packungen (▶ Seite 56). Kompliziert wird es, wenn man im Ausland ein Medikament kauft, das in Österreich nicht zugelassen ist. Hier greift eine noch strengere Regel: Bei einem solchen Arzneimittel können bereits zwei Packungen vom Zoll beschlagnahmt werden. Bekommt man in seinem Reiseland ein Arzneimittel verschrieben, sollte man unbedingt abklären, ob das Medikament auch in Österreich zugelassen ist. Falls nicht, sollte man es besser nicht nach Österreich bringen.

Nur zugelassene Medikamente dürfen mitgebracht werden

Überraschungen beim Zoll kann es auch bei der Heimkehr aus den USA geben. Scheinbar völlig harmlose Mittel wie Melatonin gegen den Jetlag oder hoch dosierte Vitamine, die in den USA in jedem Supermarkt erhältlich sind, werden Reisenden immer wieder von heimischen Zöllnern abgenommen. Der Grund dafür ist, dass diese Medikamente in Österreich als nicht verkehrsfähige Arzneimittel gelten. Diese strenge Handhabung ist im Einzelfall vielleicht lästig, kann aber auch vor ungenügend getesteten Arzneien, riskanten Nebenwirkungen und gesundheitsschädigenden Fälschungen bewahren.

**Diese Substanzen fallen u.a. unter
die Suchtgift- bzw. Psychotropenverordnung**

Buprenorphin	Starkes Schmerzmittel
Codein	Hustenmittel
Dihydrocodein	Hustenmittel
Ethylmorphin	Augentropfen
Fentanyl	Starkes Schmerzmittel
Hydrocodon	Starkes Schmerzmittel
Hydromorphon	Starkes Schmerzmittel
Methadon	Substitutionsmittel für Suchtkranke
Methylphenidad	Mittel gegen ADHS
Oxycodon	Starkes Schmerzmittel
Tramadol	Starkes Schmerzmittel
Benzodiazepine	Beruhigungsmittel
Zolpidem	Schlafmittel
Barbiturate	Antiepileptika/Betäubungsmittel

Zeitverschiebung
und Medikamenteneinnahme

Auf Reisen über weite Distanzen haben viele Menschen mit der Zeitverschiebung zu kämpfen. Wenige Stunden bereiten kein Problem, aber
ab sechs Stunden Zeitunterschied bemerkt man, dass der Biorhythmus
gestört ist. Reist man in Richtung Osten, dauert die Anpassung meistens länger als bei Reisen in Westrichtung. Oft kann es bis zu einer
Woche dauern, bis man nicht mehr unter dem veränderten Schlaf-wach-
Rhythmus leidet.

*Gestörter
Biorhythmus*

Langsam anpassen

Viele Medikamente müssen aber zu einer bestimmten Tageszeit eingenommen werden (▶ Seite 84). So bleibt einem nichts anderes übrig, als

die Medikamenteneinnahme langsam an die Zeitumstellung anzupassen. Man kann dabei von einer Anpassungsgeschwindigkeit von etwa zwei Stunden pro Tag ausgehen. Bei Zeitverschiebungen nach Osten nimmt man seine Medikamente jeweils zwei Stunden früher pro Tag, westwärts dagegen zwei Stunden später, bis der Einnahmezyklus wieder passt. Weniger durcheinander kommt man, wenn man eine eigene Uhr dafür verwendet, die man täglich um zwei Stunden vor- bzw. zurückstellt, bis die Uhr mit der Ortszeit übereinstimmt. Immer, wenn es auf der „Arzneimitteluhr" beispielsweise acht Uhr ist, ist es Zeit für die Medikamenteneinnahme.

Die Arzneimitteluhr: So nimmt man Medikamente trotz Zeitverschiebung richtig ein

Zeitverschiebung sechs Stunden westwärts (z.B. USA)				
Anpassungszeit in Stunden (h)		+ 2 h	+ 2 h	+2 h
Übliche Einnahme	8 Uhr MEZ			
Abflugtag		10 Uhr MEZ		
1. Urlaubstag			6 Uhr Ortszeit USA	
Alle weiteren Urlaubstage				8 Uhr Ortszeit USA
Zeitverschiebung sechs Stunden ostwärts (z.B. Asien)				
Anpassungszeit in Stunden (h)		− 2 h	− 2 h	2 h
Übliche Einnahme	8 Uhr MEZ			
Abflugtag		6 Uhr MEZ		
1. Urlaubstag			10 Uhr Ortszeit Asien	
Alle weiteren Urlaubstage				8 Uhr Ortszeit Asien

Einnahmeabstand beachten

Manche Arzneimittel wie Antibiotika oder alle Retardformen müssen nicht unbedingt zu einer bestimmten Tageszeit genommen werden, sondern in einem bestimmten Intervall (► Seite 84). Dadurch wird der notwendige Wirkstoffspiegel im Körper aufrechterhalten. Damit man im Fall einer Zeitverschiebung nicht mitten in der Nacht aufstehen muss, um den richtigen Zeitabstand einzuhalten, kann man einmalig das Intervall verlängern oder verkürzen. Muss man beispielsweise zweimal täglich eine Tablette nehmen, kann man bei sehr langen Flugreisen Richtung Osten nach der tatsächlichen Ortszeit im Urlaubsland vorgehen und eine Dosis ausfallen lassen. Bei Reisen nach Westen sollte man dagegen zur tatsächlichen Ortszeit im Urlaubsland eine zusätzliche Dosis einschieben.

Der Wirkstoffspiegel muss aufrechterhalten bleiben

Verhütungspille auf Reisen

Die Pille wird normalerweise alle 24 Stunden eingenommen. Der Empfängnisschutz ist jedoch auch dann gewährleistet, wenn zwischen zwei Einnahmen nicht mehr als 36 Stunden liegen. Wenn die Zeitverschiebung am Zielort daher nicht mehr als zwölf Stunden beträgt – was ja für die meisten Destinationen gilt –, kann man die Pille zur gewohnten Uhrzeit einnehmen.

Ein wenig anders verhält es sich allerdings bei der sogenannten Minipille, die nur Gestagen und nicht, wie die meisten anderen Pillen, auch Östrogene enthält. Im Gegensatz zu den Kombinationspräparaten kann nämlich bei der Minipille schon eine zusätzliche Zeitspanne von mehr als drei Stunden den Empfängnisschutz beeinträchtigen.

Ausnahme Minipille

Bei einer größeren Zeitverschiebung kann man sich aber gut helfen, indem man nach 12 Stunden eine zusätzliche Pille einnimmt. Die weitere Einnahme findet dann zur gewohnten Stunde der neuen Ortszeit statt. Bei der Rückkehr bleibt es bei der üblichen Einnahmezeit, weil eine Verkürzung des 24-Stunden-Rhythmus den Empfängnisschutz nicht vermindert.

Eine Ausnahme bei den Minipillen bilden lediglich Präparate mit dem Wirkstoff Desogestrel. Bei ihnen darf, wie bei der herkömmlichen Pille, der Abstand bei der Einnahme bis zu maximal 36 Stunden betragen.

Da die meisten neuen Pillen entweder kombinierte Hormone oder eben Desogestrel enthalten, ist bei regelmäßiger Einnahme der Verhütungsschutz auch auf Reisen gegeben. Um sicherzugehen, ist eine Rückfrage bei Arzt oder Apotheker empfehlenswert.

Zeitverschiebung bei Insulin

Insulinpflichtige Diabetiker sind gerade bei einer großen Zeitverschiebung auf Reisen oft verunsichert, was das regelmäßige Spritzen von Insulin betrifft. Grundsätzlich ist die Gabe von Insulin immer an Mahlzeiten gekoppelt. Deshalb ist es wichtig, dass man während eines langen Fluges den Blutzuckerspiegel öfter kontrolliert. Da man aber auf Überseeflügen, je nachdem, wie lange man wach ist, auch mehr oder weniger isst, muss die Dosis eventuell angepasst werden. Verlängert sich der Tag, muss man unter Umständen zusätzlich Insulin spritzen. Das gilt für Reisen in Richtung Westen. In Richtung Osten hingegen verkürzt sich der Tag, daher sinkt der Medikamentenbedarf.

Blutzuckerspiegel öfter kontrollieren

Die Dosisanpassung steht dabei immer im Verhältnis von Zeitverschiebung pro 24 Stunden (Zeitverschiebung : 24 = Dosisanpassung). Zum Beispiel: Bei einer Zeitverschiebung von plus sechs Stunden (also bei Flügen in Richtung Osten) reduziert sich der Insulinbedarf am Reisetag um sechs Vierundzwanzigstel, also um ein Viertel. An den folgenden Urlaubstagen am Reiseziel benötigt man dann wieder die normalen Insulindosen entsprechend der üblichen Blutzuckerkontrolle. Bei Zeitverschiebungen nach Westen erhöht man am Reisetag die Insulinmenge entsprechend.

Um bei den derzeit gültigen Sicherheitsbestimmungen auf Flugreisen auch Insulinspritzen und Pens im Handgepäck mitführen zu dürfen, ist es zweckmäßig, sich eine Reisebestätigung vom Arzt ausstellen zu lassen. Das Formular dafür kann im Internet von der Homepage der Initiative Diabetes Austria www.diabetes-austria.com unter dem Menüpunkt „Downloads" heruntergeladen werden.

Reisebestätigung vom Arzt

Service

Literatur
Stichwortverzeichnis

Sichere Kinderarzneimittel. Europäische Verordnung ist Basis.
Pressekonferenz 16.7.2010

**AGES
(2010)**

Eine Überdosis Risiko.
Die Zeit 12/2014

**Ahr N, Hawranek C
(2014)**

Die Entwicklung des internationalen Pharmamarktes.
Pharm Ind 75, 9: 1418–1421

**Altmann T, Werner K
(2013)**

Der Pharmabluff Wie innovativ die Pillenindustrie wirklich ist.
Aus dem Amerikanischen von Sebastian Vogel.
KomPart Verlagsgesellschaft, Bonn/Bad Homburg

**Angell M
(2005)**

Neuverblisterung hat Potenzial.
Ärzte Woche 9/2012

**Ärzte Woche
(2012)**

Nasensprays als Keimkanonen.
Hygienische Maßnahmen sind unbedingt durchzuführen.
Ärzte Woche 24.2.2014

**Ärzte Woche
(2014)**

Patienteninformation Klinische Studien.
Berlin

**Ärztliches Zentrum
für Qualität in der
Medizin (ÄZQ)
(2014)**

ELGA-Handbuch. Die Elektronische Gesundheitsakte.
Manz, Wien

**Auer CM et al.
(2014)**

Arzneimittelfälschungen aus dem Internet.
Österreichische Apotheker Zeitung 6/2014

**Baumgärtel C
(2014)**

Avastin vs Lucentis.
Brief an Joaquín Almunia, Vice-President, European Commission (7.1.2013)

**BEUC
(2013)**

Paying twice: questions over high cost of cystic fibrosis
drug developed with charitable funding.
British Medical Journal 348:g1445

**Cohen D, Raftery J
(2014)**

In der Asthmatherapie sind neuere Inhalatoren (Turbo-, Disc-, Rota-Inhaler etc.)
den konventionellen Dosier-Aerosolen nicht überlegen.
Der Arzneimittelbrief 36, 4a

**Der Arzneimittelbrief
(2002)**

EuGH verordnet Österreichs Apotheken mehr Wettbewerb.
Der Standard 13.2.2014

**Der Standard
(2014)**

Auch Ärzte und Apotheker verstehen Beipackzettel falsch.
Deutsches Ärzteblatt 15.10.2013

**Deutsches Ärzteblatt
(2013)**

150

Die forschenden Pharma-Unternehmen vfa (2013)
Wie kommen Medikamente zu ihrem Namen?
www.vfa.de/de/medizin-gesundheit/wie-kommen-medikamente-zu-ihrem-namen.html

Frühwald T (2014)
Polypharmazie aus der Sicht der Betroffenen. Vortrag beim Symposium Polypharmazie.
Hauptverband der österreichischen Sozialversicherungsträger, 10.2.2014

Girardi A et al. (2014)
Daten & Fakten 2013. Arzneimittel und Gesundheitswesen in Österreich.
Pharmig, Wien

Goldacre B (2012)
Bad Pharma. How drug companies mislead doctors and harm patients.
Fourth Estate, London

Hartl T (2011)
Mit Medikamenten auf Reisen – ohne Probleme durch die Sicherheitskontrolle.
www.forumgesundheit.at

Hauptverband der Sozialversicherungsträger (2010)
Mehr Transparenz bei Studien über die Wirkungsweise von Medikamenten.
Presseaussendung 23.6.2010

Hofmarcher M (2013)
Das österreichische Gesundheitswesen. Akteure, Daten, Analysen.
Medizinisch Wissenschaftliche Verlagsgesellschaft, Berlin

IMS Health (2013)
Das war das OTC Jahr 2012 in Österreich – in der öffentlichen Apotheke

Jefferson T et al. (2014)
Neuraminidase inhibitors for preventing and treating influenza
in healthy adults and children.
The Cochrane Collaboration

Kaiser A (2012)
Langer Abschied von den Arzneimonopolen.
Manager Magazin 17.1.2012

Kantarjian H et al. (2013)
Price of drugs for chronic myeloid leukemia (CML), reflection of the
unsustainable cancer drug prices: perspective of CML Experts.
Blood (prepublished online April 25, 2013; doi:10.1182/blood-2013-03-490003)

Karberg S (2012)
Kein Sauseschritt zur Therapie. Hilfe! Zwischen Krankheit, Versorgung und Geschäft.
Brand eins

Kary C (2013)
Arzneimittel-Evergreens. Alte Wirkstoffe – neue Patente.
Die Presse 5.6.2013

Langebner T (2013)
Wo sind sie geblieben?
Das österreichische Gesundheitswesen – ÖKZ 1-2/2013

Wie Pillen zu ihrem Namen kommen. Die Welt 17.2.2013	**Langemak S (2013)**
Chronopharmakologie. Wissenschaftliche Verlagsgesellschaft, Stuttgart	**Lemmer B (2004)**
Transdermale Pflaster – praktische Aspekte. Spitalsapotheke, Kantonsspital Aarau	**Lim S (2012)**
Off-Label-Use von Arzneimitteln. Österreichische Ärztezeitung 10.6.2010	**Mayerhofer R (2010)**
Nocebo – wenn Nichts schadet. www.medizin-transparent.at/nocebo-wenn-nichts-schadet	**medizin transparent (2013)**
Deklaration von Helsinki – Wegweiser oder Ballast? Imago Hominis 16: 10-13	**Moritz B (2009)**
Über den richtigen Stellenwert. Österreichische Ärzte Zeitung 10.6.2005	**Mühlgassner AM (2005)**
Apotheke in Zahlen 2013	**Österreichische Apothekerkammer ÖAK (2013)**
Ein Jahr Pilotprojekt Arzneimittel-Sicherheitsgurt. Bilanz und Ausblick. Presseaussendung 3.4.2008	**Österreichische Ärztekammer ÖAK (2008)**
Anti-acid medication as a risk factor for food allergy. Allergy 66(4): 469-477	**Pali-Schöll I, Jensen-Jarolim E (2011)**
Weltweite Bedeutung. Deutsches Ärzteblatt 50/2013	**Parsa-Parsi R et al. (2013)**
Was sind eigentlich … SecurPharm und ESM? Pharmig Info 3/2013	**Pharmig (2013)**
People's attitudes, beliefs, and experiences regarding polypharmacy and willingness to deprescribe. Journal of the American Geriatrics Society 61/9:1058-1514	**Reeve E et al. (2013)**
Elephants can dance and hippos can limbo. www.youtube.com/watch?v=w6dgAkq_TV4	**Richman J (2011)**
Kinderarzneimittel: Das ethische Dilemma. Das österreichische Gesundheitswesen – ÖKZ 8-9/2012	**Rohrmoser L (2012)**

152

Sander E
(2014)

Rückblick und Ausblick Pharma-Markt.
IMS Health

Sator F
(2013)

So nehmen Kinder ihre Medizin.
Die ganze Woche 23/13

Schade B
(2013)

Wie funktioniert ein regulatorisches System?
Universum Innere Medizin 09/13

Schrank C, Meier T
(2012)

Kein Freibrief zur Geschenkannahme.
Das österreichische Gesundheitswesen – ÖKZ 12/2012

Siess C
(2012)

Therapie-Info. Information für Vertragspartner.
Wiener Gebietskrankenkasse

Spurling G et al.
(2010)

Information from pharmaceutical companies and the quality, quantity,
and cost of physicians' prescribing: a systematic review.
PLOS Medicine DOI: 10.1371/journal.pmed.1000352

Staudacher A
(2014)

Bitte Pille Arzneimittel-Versand.
Kurier 22.2.2014

Stiftung Warentest
(2013)

Kombinationspräparate.
www.test.de/medikamente/methodik/kombipraeparate

Stiftung Warentest
(2014)

Avastin – eine preiswerte Alternative?
www.test.de (Suche: Avastin)

Stollorz K
(2008)

Warum die Katastrophe nicht verhindert wurde.
Financial Times Deutschland 10.10.2008

Sywottek C
(2012)

Aus dem Gleichgewicht. Hilfe! Zwischen Krankheit, Versorgung und Geschäft.
Brand eins

Techniker
Krankenkasse
(2005)

Wechseljahre und Hormontherapie.
Techniker Krankenkasse, unter wissenschaftlicher Beratung der
Arzneimittelkommission der deutschen Ärzteschaft und basierend
auf deren ärztlichen Therapieempfehlungen

The Pew Charitable
Trusts (PEW)
(2011)

After Heparin. Protecting consumers from counterfeit drugs. Philadelphia 2011.
www.pewhealth.org/reports-analysis/reports/afterheparin-85899367953 (S 21 – 26).
Zitiert nach Langebner T (2013) Wo sind sie geblieben?
Das österreichische Gesundheitswesen – ÖKZ 1-2/2013

Thürmann P
(2010)

Arzneimittelsicherheit in Alten- und Pflegeheimen.
Querschnittsanalyse und Machbarkeit eines multidisziplinären Ansatzes.
Projekt am Lehrstuhl für Klinische Pharmakologie, Universität Witten/Herdecke

Nahrungsergänzungsmittel: Die Wunder der Hersteller und die Wahrheit der Präparate.
www.vzsh.de/Nahrungsergaenzungsmittel-Die-Wunder-der-
Hersteller-und-die-Wahrheit-der-Praeparate

**Verbraucherzentrale
Schleswig-Holstein
vzsh
(2013)**

Apotheken im Beratungstest. Hauptsache Verkauf.
KONSUMENT 9/2009

**Verein für
Konsumenten-
information
(2009a)**

Multivitaminpräparate überflüssig.
KONSUMENT 12/2009

**Verein für
Konsumenten-
information
(2009b)**

Ohrentropfen. Selten sinnvoll.
KONSUMENT 9/2010

**Verein für
Konsumenten-
information
(2010)**

Internet-Apotheken. Bittere Online-Pillen.
KONSUMENT 4/2011

**Verein für
Konsumenten-
information
(2011)**

Rezeptfreie Schmerzmittel. Risiko Überdosis.
KONSUMENT 8/2012

**Verein für
Konsumenten-
information
(2012a)**

Tablettenteiler. Vorsicht, Brösel!
KONSUMENT 11/2012

**Verein für
Konsumenten-
information
(2012b)**

Rezepte von DrEd. Finger weg vom Online-Doc.
KONSUMENT 2/2013

**Verein für
Konsumenten-
information
(2013a)**

Apotheken-Rezepte von DrEd. Bei der Beratung versagt.
KONSUMENT 3/2013

**Verein für
Konsumenten-
information
(2013b)**

Nasic pur Nasenspray. Bei Schnupfen als schleimhautabschwellendes Mittel.
KONSUMENT 3/2014

**Verein für
Konsumenten-
information
(2014)**

154

Vogler S
(2012)
Preisbildung und Erstattung von Arzneimitteln in der EU –
Gemeinsamkeiten, Unterschiede und Trends.
pharmazeutische medizin 1/2012

Weilguni V
(2014)
Deprescribing – wenn's zu viele Medikamente auf einmal werden.
Ärzte Woche 20.2.2014

Wild C
(2013)
Ende der Beschönigung.
Das österreichische Gesundheitswesen – ÖKZ 10/2013

Wild C
(2014)
Innovationen in der Pharmaindustrie.
Vortrag auf der IIR-Tagung Market Access, 18.3.2014

Wild C, Piso B
(Hrsg)
(2010)
Zahlenspiele in der Medizin. Eine kritische Analyse.
Orac, Wien

Windt R et al.
(2014)
Innovationsreport 2014.
Auswertungsergebnisse von Routinedaten der Techniker Krankenkasse
aus den Jahren 2011 und 2012. Zentrum für Sozialpolitik, Universität Bremen

Wolfe SM
(2013)
Escalating criminal and civil violations: pharma has corporate integrity? Not really.
British Medical Journal 347:f7507

World Medical
Association (WMA)
(o.J.)
Declaration of Helsinki. Ethical principles for medical research
involving human subjects.
www.wma.net/en/30publications/10policies/b3

Zullig LL et al.
(2013)
Ingredients of successful interventions to improve medication adherence.
JAMA 310 (24):2611-2612

Pubertät

Pubertät: Das dauert und geht an die Substanz.
Das Buch zeigt neben den neuesten wissenschaftlichen Erkenntnissen zum Erwachsenwerden
auch Wege auf, um miteinander durch eine der
nervenaufreibendsten Phasen im Leben
einer Familie zu kommen.

ISBN 978-3-99013-007-0
132 Seiten, Flexcover, € 14,90

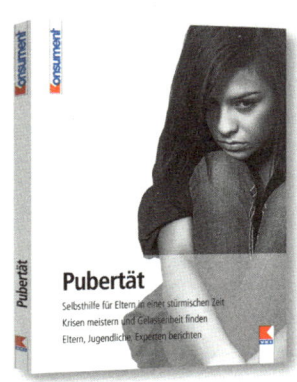

Wechseljahre

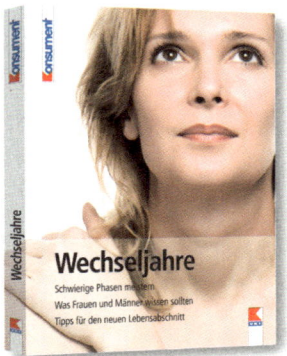

Viele Frauen suchen Rat bei Wechseljahrsbeschwerden,
doch nur manche finden ihn. Das Buch regt mit vielen
praktischen Tipps und angereichert mit den persönlichen Erfahrungen von sechs Frauen dazu an, die
Zeit des Wechsels bewusst als einen Lebensabschnitt
zu sehen, der auch seine positiven Seiten hat.

ISBN 978-3-902273-85-7
120 Seiten, brosch., € 14,90

Umgang mit Ärzten

Welche Therapie ist die geeignetste? Wie findet man
den richtigen Arzt? Wie kommt man zu seriösen
Informationen über Krankheiten und mögliche Behandlungen? Ist das teuerste Medikament auch das beste?
Helfen Selbsthilfegruppen? Was tun, wenn etwas
schiefgegangen ist? Antworten darauf bietet dieses
Buch auf dem neuesten Stand der Wissenschaft.

ISBN 978-3-99013-022-3
132 Seiten, Flexcover, € 14,90

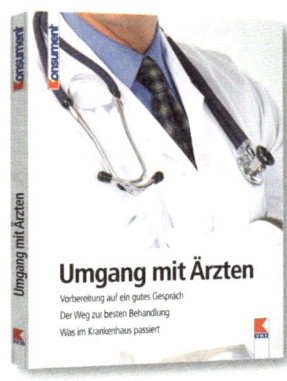

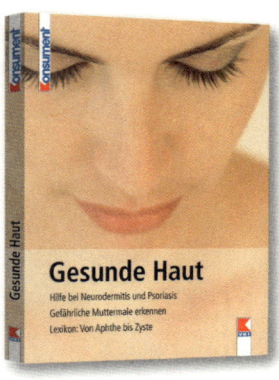
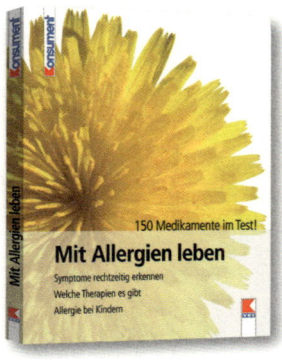
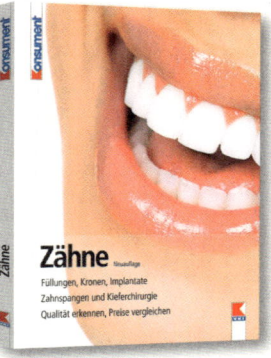

Depressionen

Ärzte behandeln die Symptome einer depressiven Störung, doch die eigentliche Krankheit bleibt oft unerkannt. Das Buch zeigt die vielen Gesichter einer Depression und wann Behandlungsbedarf besteht. Außerdem: Wie man sich als Angehöriger am besten verhält und wie man helfen kann.

ISBN 978-3-902273-77-2
144 Seiten, brosch., € 14,90

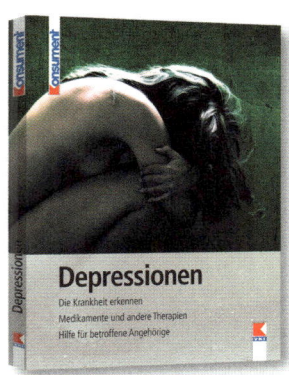

Kieferorthopädie kompakt

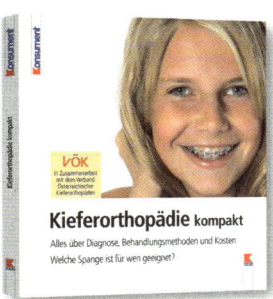

Dieses Buch – eine Zusammenarbeit von KONSUMENT mit dem Verband Österreichischer Kieferorthopäden – zeigt häufige Zahnfehlstellungen und die dazugehörigen Therapien. Außerdem: Der richtige Zeitpunkt für Behandlungen und alle Kosten. Mit vielen anschaulichen Illustrationen.

ISBN 978-3-99013-019-3
92 Seiten, Flexcover, € 9,90

Wege zur Psychotherapie

Wie lange eine Behandlung dauern kann, was Therapie kostet und wer Anspruch auf Psychotherapie auf Krankenschein hat. Außerdem: Was man tun kann, wenn es zu Konflikten mit dem Therapeuten kommt. Mit vielen Kontaktadressen und zahlreichen Weblinks.

ISBN 978-3-902273-74-1
164 Seiten, brosch., € 19,60

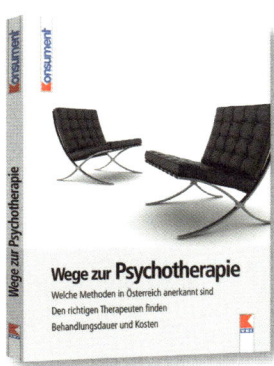

Weitere KONSUMENT-Bücher
im Buchhandel oder im Online-Shop auf www.konsument.at

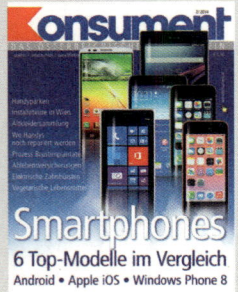

Smartphones
6 Top-Modelle im Vergleich
Android • Apple iOS • Windows Phone 8

Das österreichische Testmagazin

Ihr Ratgeber für den täglichen Einkauf
Jeden Monat mit Tests, Reports und Analysen.
Ohne Inserate, deshalb unabhängig von Firmen.
Nur dem Leser verpflichtet.

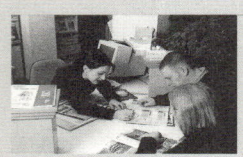

Beratung & Konsumentenschutz

Wir beraten Sie vor und nach dem Kauf
Und helfen Ihnen, zu Ihrem Recht zu kommen.
In **Musterprozessen** zeigen wir Missstände auf
Besserer Konsumentenschutz ist das Ziel.

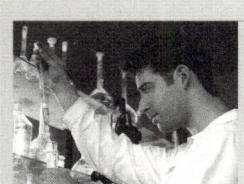

Test-Urteile

Test ist nicht gleich Test.
Nur Konsumentenschutzorganisationen wie der VKI
prüfen nach international anerkannten Standards.
Deshalb ist auf unsere Testergebnisse Verlass.
Strenge Qualitätsrichtlinien zeichnen unsere Arbeit aus.

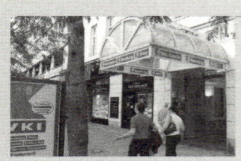

Wir sind für Sie da

VKI Infoservice
Allgemeine Auskünfte, Info-Folder unserer
Beratungs- und Informationsangebote (kostenlos) Tel. 01 588 77-0
Abonnentenservice, Buchbestellungen Tel. 01 588 774

VKI Beratung (telefonische Hotline; Mo–Fr 9–15 Uhr)
Erster Rat (max. € 0,82/min) Tel. 0900 310 015
Bauen/Wohnen/Finanzieren (max. € 1,36/min) Tel. 0900 410 015

Persönliche Beratung (Terminvereinbarung, Kostenbeitrag € 15,–)
Wien: Mariahilfer Straße 81, Tel. 01 588 77-0 (Mo–Fr 9–16 Uhr)
Innsbruck: Maximilianstraße 9, Tel. 0512 58 68 78 (Mo–Do 8–12 Uhr)

Besuchen Sie uns im Internet **www.konsument.at**